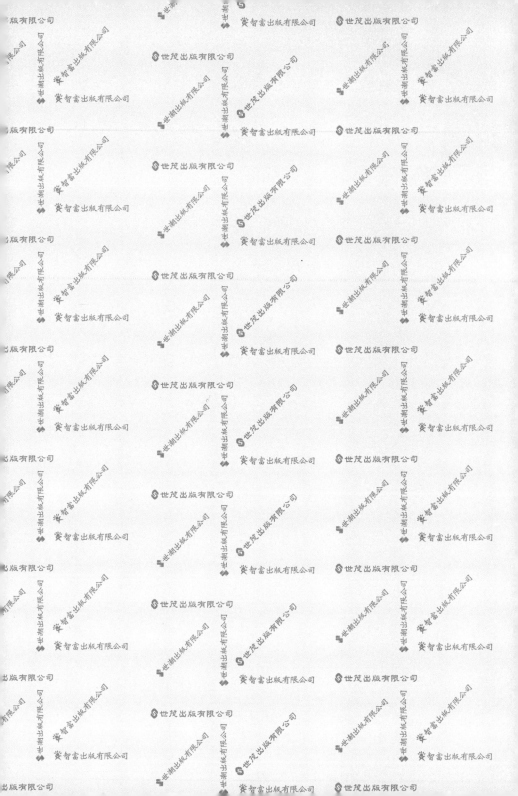

排毒、清血、抗氧化的85個方法

九段診所所長 **阿部博幸** ◎監修
李久霖◎譯

前言

由於平均壽命不斷的延長，任何人都不希望臥病在床或成爲痴呆者，而能夠很有活力的長壽。危及現代人的三大死因是癌症、腦中風和心臟病，其中任何一種疾病都和飲食生活及生活習慣有密切的關係，所以也稱爲生活習慣病。腦中風往往成爲高齡者臥病在床的原因，只要預防生活習慣病，就能防止臥病在床。

不只是生活習慣病，當身體狀況欠佳或老化時，身體某處一定會出現異常。最大的問題在於身體會「生鏽」。自由基持續攻擊並損害細胞，容易引起各種疾病或老化現象。此外，壞膽固醇、內臟脂肪、宿便等，也會在體內作惡。

一旦自由基或這些毒增加時，體內年齡會提高。體內年齡是指體內各臟器的活力度。這因人而異，和實際年齡相比，體內年齡可能會較高或較低。

注意飲食和生活習慣，防止自由基和毒的增加，或是即使增加也能立刻排除，就能夠保持體內年齡的年輕。

本書將介紹爲什麼上述的問題會成爲疾病的根源，同時說明預防法及擊退法。任何一種方法都不需要使用特別的藥物，全都是可以在家中簡易進行的做法。在能力所及的範圍內，持續進行適合自己的方法。

希望本書可以幫助各位保持體內年齡的青春，並且獲得健康長壽。

九段診所所長　**阿部博幸**

目次

CONTENTS

自由基——引起癌症或動脈硬化

自由基增加過度會使身體生鏽

自由基並不是指活化的氧。對身體而言，也不是只有好處。自由基增加過度，容易引起癌症或動脈硬化等各種疾病。

我們經由呼吸將氧吸入體內。利用氧，使得攝取的食物等燃燒，轉換爲熱量。這時，部分的氧會變化，產生自由基。經由呼吸吸收到體內的氧中，約2%會變成自由基。人體內每天都會產生自由基。

通常藉著酵素的作用，能夠使其無害化。即使產生，也不會立刻對身體造成影響。當自由基大量增加而酵素無法處理時，身體會形成氧化的狀態，促使體內年齡老化度增加，進而引發各種問題。

●自由基經常產生

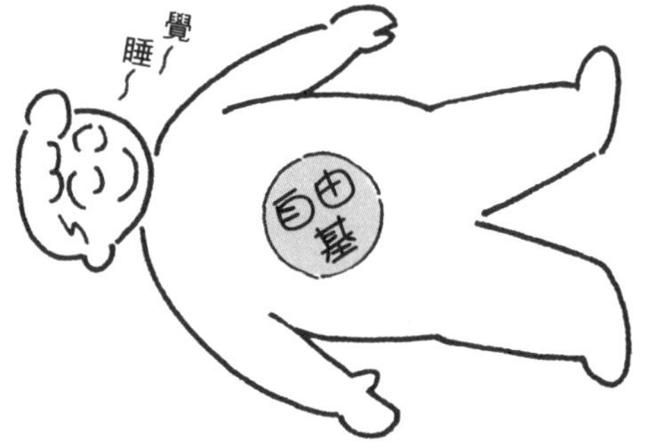

經由呼吸吸收到體內的氧，有2%會變成自由基。也就是說，只要活著，體內就會持續產生自由基。

自由基因氧化力的不同而分爲四種

自由基分為①超氧②過氧化氫③單線氧④氫氧自由基四種。

氧化力各有不同，從超氧開始，氧化力持續增強。超氧是最普通的，而氫氧自由基的氧化力最強。

四種自由基互相進行電子的取捨，產生變化。因此，超氧也可能變成氧化力更強的過氧化氫。

自由基引起氧化

自由基是如何引起氧化（生鏽）現象的呢？

所有的物質都是由電子和分子構成的。氧則是由2個成對的電子組成的。變成自由基時，多半會缺少1個電子，形成不穩定的狀態。在不穩定狀態下的電子，就稱爲自由基。不穩定的電子會從周圍奪取缺乏的電子，即自由基造成的氧化。被奪走電子的物質，喪失原本的機能而變質，形成被氧化的狀態。而被奪走電子的物質，爲了彌補被奪走的部分，又會奪取其他物質的電子。因此，電子爭奪戰好像連鎖反應似的擴散開來時，細胞就會被氧化而喪失其功能。

●氧化產生的過程

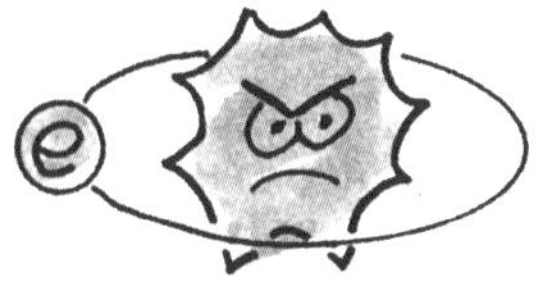

①自由基大多爲不穩定分子。

②因此，爲了得到穩定，會從其他穩定的分子處奪取電子。這種奪取的行爲就是「氧化」。

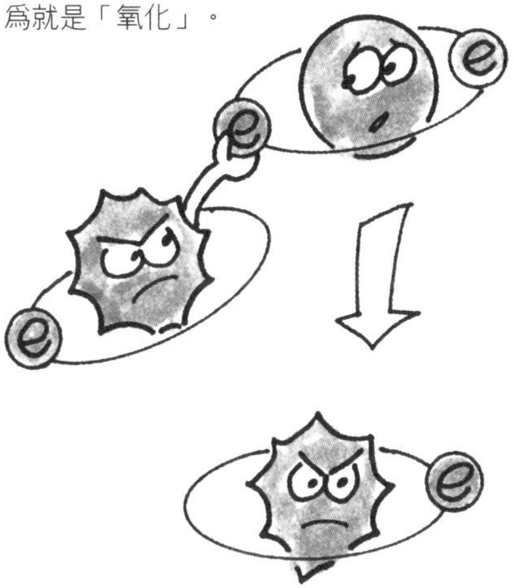

③另一方面，電子被奪走的分子會變成不穩定分子。因此，同樣的也會從其他穩定的分子那兒奪走電子。

自由基對身體也能發揮有效的作用

因為具有強大的氧化力，所以會損傷細胞的自由基，卻能藉著它的氧化力保護身體。

當細菌或異物進入體內時，免疫機能發揮作用，白血球攻擊入侵者。這時白血球會將自由基灑在入侵者身上，使其氧化、溶解。亦即自由基具有保護身體免於細菌傷害的作用。

自由基是在細胞內線粒體的部分產生

身體細胞內有稱為線粒體的部分，在此將攝取的食品轉換為熱量。這時會消耗大量的氧，因而產生自由基。

自由基損傷細胞時容易致癌

因爲自由基而氧化的細胞嚴重受損導致危及生命的癌症，就是細胞氧化受損而發生的。

受損細胞的細胞膜，無法發揮膜的功能，使得癌細胞產生的物質順利通過膜，進入細胞內，引發癌症。

此外，氧化作用的連鎖反應會波及到細胞核內，損傷DNA（基因）。這時，體內進行的各種作用及基因的相關資料都會遭到破壞或紊亂。結果，對於代謝方面會發揮重要作用的蛋白質無法生成，導致細胞代謝異常，變質爲癌細胞而不斷的增殖。另外，原本無害的成分，受到氧化作用的影響而變性，生成致癌物質。

自由基會損傷DNA，引起細胞突變，具有致癌的危險性。

動脈硬化的直接原因不是膽固醇而是自由基

一旦動脈血管內壁出現傷口或有附著物時，血管內變得狹窄，血管本身變硬而失去彈性，導致血液無法順暢流動，容易阻塞。這就是動脈硬化。動脈硬化時，血液無法順利到達腦或心臟，嚴重時會引起腦中風或心肌梗塞而危及生命。

加速動脈硬化的關鍵者是自由基。從食物中攝取過度的脂質時，體內無法消耗而於血液中增加。自由基則會使得脂質氧化，生成過氧化脂質的氧化

當胰臟被氧化時，就有可能罹患糖尿病

胰臟所分泌的胰島素能控制血液中的糖分，使其不過度增加。

胰島素是由胰臟胰島部分的β細胞生成的，而這個細胞不具有抗氧化力，所以也是自由基容易侵襲的地方。

β細胞一旦被氧化，胰島素分泌減少，血液中充滿糖分，則罹患糖尿病的危險性就提高了。

LDL。雖然氧化LDL侵入血管內的皮細胞後會被巨噬細胞吞噬，可是一旦巨噬細胞死亡，就會變成黏稠的氧化LDL，附著於血管壁中而變硬，使其變得狹窄。

斑點或白內障都是自由基引起的氧化現象

紫外線接觸到肌膚時會產生自由基。肌膚爲了防止細胞被氧化，會由酪氨酸代替細胞被氧化而形成黑色素。黑色素會隨著肌膚的新陳代謝而排出，也可能會成爲斑點殘留在肌膚上。

接觸紫外線的肌膚容易老化，皺紋也較爲明顯。皮膚中所含的膠原蛋白或彈力蛋白等給予肌膚張力和彈性的成分，因爲自由基而氧化，會形成這種現象。由於成分變質，無法保持張力和彈性，肌膚就會老化而形成皺紋。

眼睛也會接觸紫外線，當然會產生自由基。自由基會使得眼球中所含的不飽和脂肪酸氧化，變成過氧化脂質，附著於晶狀體和視網膜，引起白濁或視線模糊的現象，即白內障。

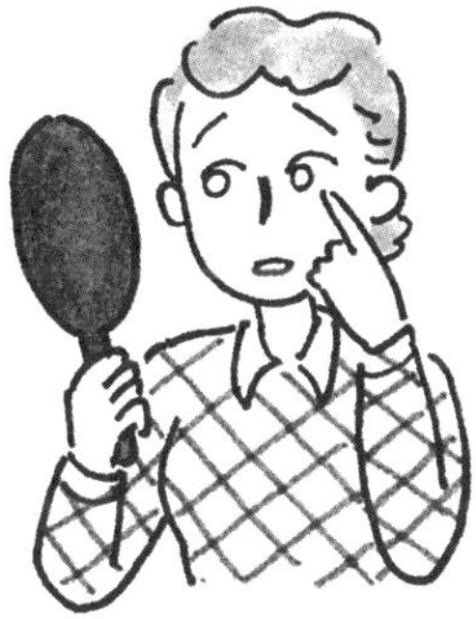

自由基過度增加，會使血管、眼睛、肌膚等各處細胞氧化。

曬傷是皮膚氧化的現象。男性也需要採取紫外線對策

紫外線所引起的曬傷，是大量自由基使皮膚受損的狀態。

白內障會隨著老化提高發病率。長期曝曬在紫外線下的農業或漁業的工作者，白內障發生的年齡則較早。

很多人認為防止紫外線是女性為了保持肌膚之美而採取的對策，但是為了抑制白內障或皮膚癌等的發生，男性也需要做好紫外線對策。

・具有防止紫外線效果的是洋傘、太陽眼鏡及帽簷較寬的帽子，可以保護眼睛及皮膚。

・黑色洋傘比白色的更具效果。雖說白色會反射陽光，但卻讓紫外線穿透。

・要經常塗抹防曬用品。一次塗抹的效果約能維持兩小時。

・5月的紫外線比8月更強，即使是陰天，紫外線依然會穿透，要注意。

周遭充斥著使自由基增加的原因

人體必須吸收氧才能夠生存，所以很難杜絕自由基的發生。如果發生量不多，則身體的生鏽現象不會立刻出現。反之，自由基過度增加時，就容易引起各種疾病。我們的周遭充斥著促使自由基發生的原因。因此，爲了保護體細胞，避免引起重大的疾病，就必須注意自由基的發生源。

●香煙

香煙中含有一氧化氮、致癌物煤焦油或亞硝基胺等有害物質。當這些異物侵入肺內時，身體的防衛機能發揮作用，就會產生大量的自由基，藉此擊退異物。自由基會損傷肺的細胞，容易致癌。吸一根煙，會產生１００兆個自由基。周圍的人也會吸入煙的有害物質，所以吸二手煙會出現相同的反應。另外，熄煙之後，煙仍會存在空氣中一段時間，空氣中充斥著這些有害物質。

●紫外線

肉眼看不到的紫外線，會侵入皮下的細胞。紫外線也是造成自由基增加的一大原因。接觸大量的紫外線，會加速斑點、皺紋等肌膚的老化現象，同時容易引起白內障、皮膚癌等疾病。

●劇烈運動

劇烈運動會消耗大量的氧，產生自由基的量也會增加。預防生活習慣病的有氧運動，如果進行過度，甚至做到喘不過氣的程度，就會促使自由基增加。

紫外線有ＵＶＡ、ＵＶＢ、ＵＶＣ３種

到達地上的紫外線ＵＶＡ、ＵＶＢ，會滲透到皮膚的角質層，造成使自由基增加等不良影響。尤其ＵＶＢ會引起曬傷，促進黑色素產生，損傷色素細胞。ＵＶＣ是最有害的紫外線，但是目前還無法到達地面上。不過一旦大氣中的臭氧層遭到破壞，ＵＶＣ也可能到達地面，而且ＵＶＢ也會大量增加，屆時癌症的發生率將會大幅提高。

飲食過量也是導致自由基增加的原因

體內細胞會利用氧使攝取到體內的食品燃燒，變成熱量。自由基就是在這時發生，因此飲食過量會增加過多的自由基。吃得過多也是引起動脈硬化及糖尿病的原因之一。再加上自由基增加，發生率就更高了。

● 壓力

壓力包括精神壓力、疲勞、睡眠不足或受傷等所引起的壓力。這些壓力會刺激交感神經，使血管收縮，造成血液循環不順暢。

只要消除壓力，使血管恢復原狀，血液就能順暢流動。這時，氧的流量增加，自由基也會隨之增加。

● 酗酒

酒在肝臟被分解後會產生自由基。適量飲酒沒有問題，但是酗酒卻會促使自由基大量增加。

● 其他發生源

攝取過多容易被自由基氧化的脂質或肥胖，都會導致自由基的增加。

另外，工廠或汽車排放出來的廢氣所造成的空氣污染、含有農藥及殺蟲劑的食品、照X光或電磁波等，都會促使體內產生自由基。

●促使自由基發生的情況

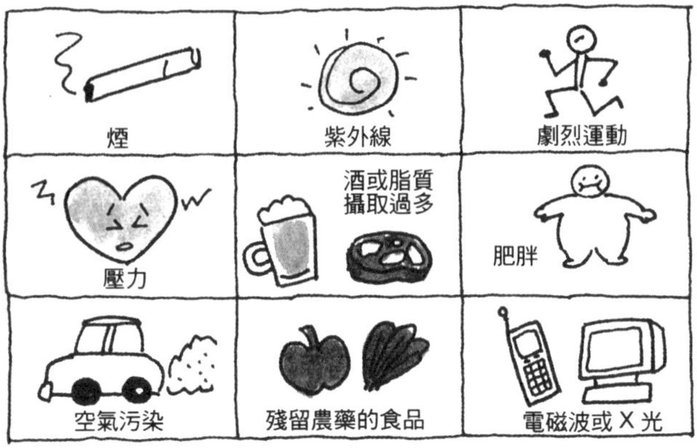
煙
紫外線
劇烈運動
壓力
酒或脂質攝取過多
肥胖
空氣污染
殘留農藥的食品
電磁波或X光

充斥於身邊的電磁波發生源

電磁波也是促使自由基發生的原因之一。

例如電腦、行動電話及微波爐等家電用品或辦公室設備，都會產生電磁波。

電磁波會對人類造成何種影響，目前仍在研究當中。

不過要盡量避免長時間使用這些電器。

使自由基無害的是酵素，但酵素會隨著年齡增長而減少

我們只注意到自由基的害處，但它卻具有攻擊侵入體內的細菌等的防禦機能。事實上，自由基並非不需要的物質。不過，其攻擊力很強，容易損傷細胞。

爲了使自由基無害，體內有稱爲防鏽酵素的抗氧化酵素（參照下表）。然而，自由基大量增加，或是因爲年齡增長而使酵素的力量減弱時，就無法抑制自由基的發生。40歲開始，抗氧化酵素作用衰退，所以最好過著不會使自由基增加的生活。

此外，體內還存在著其他能夠使自由基無害化的抗氧化物質。例如夜晚睡眠中大量分泌的腦內激素褪黑激素等。不過，量較少，所以無法發揮有效的作用。

含有抗氧化物質的食品，必須從體外補充攝取。爲了防止自由基奪走細胞的電子，抗氧化物質會將電子給予自由基。得到電子的自由基，不需要再奪取其他細胞的電子，就可以防止氧化的連鎖反應。

●抑制自由基之害的抗氧化物質

在體內的物質
• 腦內激素褪黑激素 • 防止氧化的酵素〔①超氧化歧化酶（ＳＯＤ）②過氧化氫酶③谷胱甘肽過氧化物酶等３種〕 • 尿酸（但是是痛風的根源） • 膽紅素（但是是黃疸的根源）
從體外攝取的物質
• 防氧化食品（含有後面所列舉的抗氧化物質的食品）

抗氧化物質必須經由食物補充

存在於體內的抗氧化物質中有尿酸或是膽紅素等，這兩種物質過度增加，就會引起其他的疾病。尿酸增加過多時，會生成高尿酸血症或是痛風。此外，膽紅素增加過多時，會引起黃疸。

為了防止這些情況發生，必須從食品中攝取抗氧化物質。

使身體氧化、加速老化的食品

增加過多的自由基會使身體氧化，而氧化食品同樣的也會危害身體。

尤其是使用油的加工食品，擱置時間越久，氧化越嚴重。像泡麵或是洋芋片、油炸零嘴、油炸堅果類等，如果出現異味，就不要吃了。

自由基增加會變成何種情況？

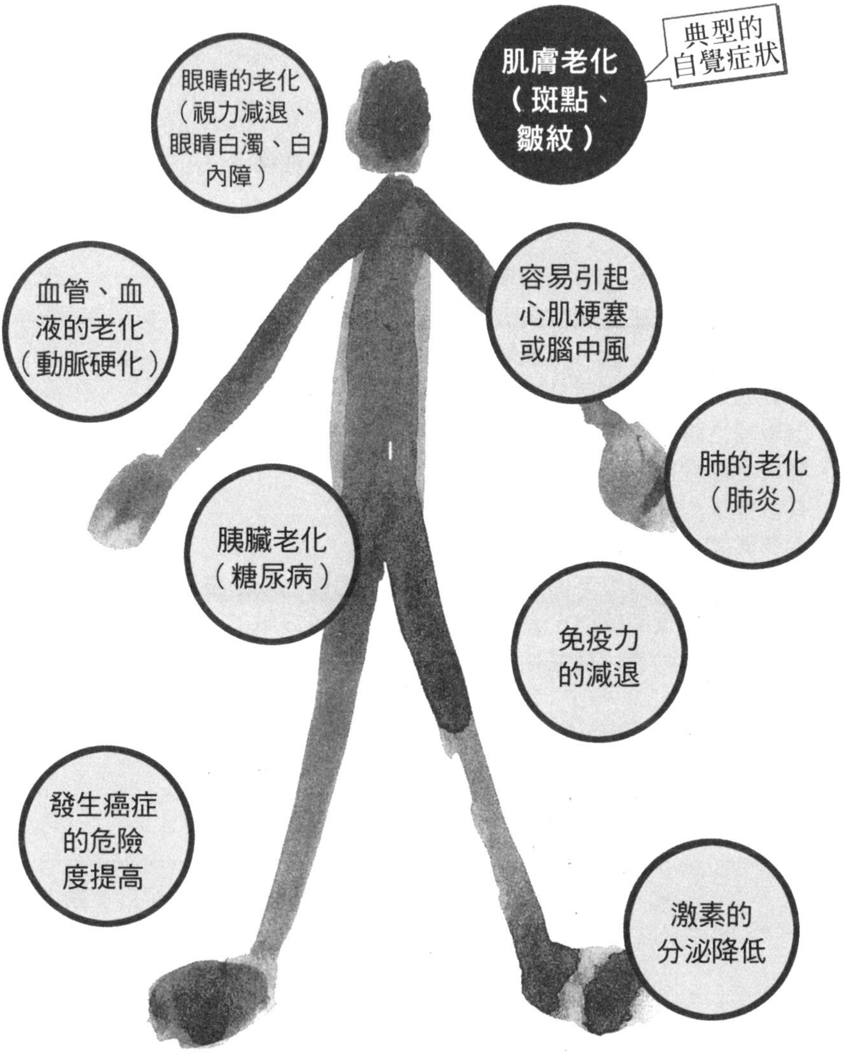

成爲診斷標準的徵兆

- 對抗自由基的力量，會隨著年齡的增長而衰退。因此越是高齡者，身體越容易氧化。
- 比實際年齡更早出現老化現象的人，就證明其自由基比同齡的人多。
- 造成基因受損的原因 3 分之 2 是食物和煙。脂肪過多及有抽煙習慣的人，容易受到自由基之害，要注意。

●你的體內年齡（生鏽度）檢查

檢查你的身體因爲自由基之害而生鏽（氧化）到何種程度呢？

1	很少吃黃綠色蔬菜及水果。	是	否
2	有偏食的情形。	是	否
3	喜歡油膩的菜。	是	否
4	喜歡較重的口味。如果口味太淡，就會加鹽或醬油。	是	否
5	喝酒並且經常過量。	是	否
6	肥胖。	是	否
7	有慢性病，經常使用化學藥品。	是	否
8	有吸煙習慣，或是經常與吸煙者同席。	是	否
9	1週運動不到1次，或是經常進行劇烈運動。	是	否
10	喜歡曬太陽或是在戶外工作。	是	否
11	出現慢性睡眠不足現象。	是	否
12	發現身體經常冰冷。	是	否
13	有很多操心的事或感覺焦躁。	是	否
14	不苟言笑。	是	否
15	居住在因爲排放廢氣而造成空氣污染的地區，或是在那裡工作。	是	否
16	行動電話或電腦等辦公室設備是生活中不可或缺的一部分。	是	否
17	家人中有肥胖者、糖尿病、高血壓及癌症患者。	是	否

回答是的項目有幾項呢？

符合項目越多，表示身體的氧化程度越嚴重。

當身體的氧化持續進行時，體內年齡也會上升。

判定：	1～4個	容易氧化的狀態或是已經開始氧化。但是現在體內年齡比實際年齡超過一些而已，所以要積極攝取抗氧化物質，努力防止氧化，就能夠長壽。
	5～7個	到處都可以看到氧化的現象。可能體內年齡比實際年齡提高4～5歲。要重新評估生活習慣，努力減少自由基的產生，藉此就可以防止氧化蔓延。
	8個以上	因爲放任不管，體內已經到處氧化。體內年齡與實際年齡差距8～10歲，身體岌岌可危。持續這種狀態，老化會不斷的進行，同時也有生病的危險性。現在要立即改善回答爲是的項目。

化學物質的新資訊

如何從身邊的有害化學物質中減少自由基之害

體內產生過多的自由基，容易引起各種疾病。

你知道自由基的產生和我們周遭的化學物質也有關嗎？

例如自來水中所含的農藥DDT、除草劑中所含的百草枯（paraguat）、工業廢棄物所引起的戴奧辛、添加於食品中的人工著色料或發色劑、防腐劑、防霉劑等，多不勝數。

此外，化學藥品，即醫院開的服用藥、做X光檢查而暴露在放射線中，或是電磁波等，也都會促使自由基產生。

值得注意的是戴奧辛等化學物質，其可能是具有環境荷爾蒙害處的物質。

●對於生殖系統造成不良影響的環境荷爾蒙

維持生命的機能之一就是荷爾蒙的分泌。是由內分泌系統所分泌出來的，具有維持成長及自律神經的作用，以及保持血壓、血糖值正常的作用。

環境荷爾蒙，是指作用和人類的荷爾蒙相似的化學物質，別名擾亂內分泌物質。

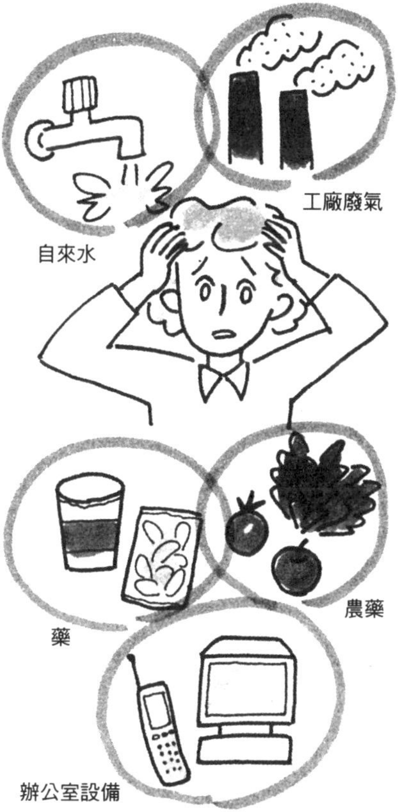

環境荷爾蒙侵入體內時，會抑制生物體內荷爾蒙的作用而造成不良影響。

棲息在東京多摩川內的雄鯉魚，其精巢被發現有很多卵。另外，發現許多雌的疣螺卻具有陰莖。經過媒體大肆報導，相信很多人都聽過這種生殖異常現象。不只是魚類，所有的生物應該都會受到影響。

對人類的影響則是，男性的精子數減少，女性的初經年齡降低，以及促使乳癌、卵巢癌等的發症。

關於環境荷爾蒙，目前還在研究階段，尚有許多未知的部分。不過，既然感到懷疑，最好還是要避免。尤其是對於正在發育的兒童或與懷孕生產有關的男女而言，都是重大的問題。

環境荷爾蒙當然也會促使人體內產生自由基。

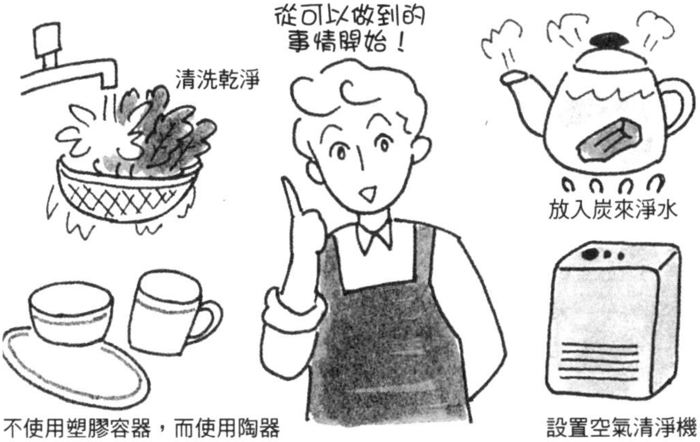
從可以做到的事情開始！
清洗乾淨
放入炭來淨水
不使用塑膠容器，而使用陶器
設置空氣清淨機

● 避免有害化學物質

我們不可能完全杜絕生活中的有害化學物質。

即使避免服用劇藥、拒絕攝取添加化學物質的食品，也不可能完全不接觸任何的有害化學物質。

另一方面，我們本身也應該過著防止有害化學物質產生的生活。例如減少垃圾，或是選購致力於環保的企業的商品。

我們經由呼吸攝取到體內的2%的氧會變成自由基，因此，要勵行防止自由基過剩生成的生活。

次頁的表是介紹促使自由基產生的有害化學物質及其對策，要從自己可以辦到的事情開始做起。

●保護自身免於化學物質之害的方法

存在於身邊的有害物質	主要的有害化學物質	自己能進行的對策	
空氣污染	氮氧化物 （光化學煙塵） 戴奧辛	• 不要接近車輛較多的地區 • 在產生光化學煙塵時不要外出 • 在室內安裝空氣清淨機	要積極攝取含有維他命C、E的食品
自來水	總三鹵甲烷	• 設置淨水器 • 水煮滾 5 分鐘後再使用（放入炭再滾水更有效）	
殘留農藥、殺蟲劑、戴奧辛的蔬菜，或是以此當成飼料的家畜肉 近海的魚類、貝類	ＤＤＴ、 百草枯等 戴奧辛	• 蔬菜要充分洗淨（因爲從根部吸收，所以大多附著於葉上） • 不要攝取過多的動物性脂肪 • 不要吃魚的內臟 • 積極攝取食物纖維（從體內排出戴奧辛）	
塑膠容器	雙酚 （會因加熱而溶出） 酞酸脂 （氯化乙烯樹脂）	• 放入塑膠容器（托盤）中的食物不要用微波爐加熱 • 塑膠容器中不要放入熱的食品 • 使用陶器等容器（尤其是奶瓶）	
煙	煤焦油 亞硝基胺	• 不吸煙 • 不和吸煙的人同席	
建材、壁紙、	酚系列物質	• 要經常換氣 • 安裝空氣清淨機 • 盡可能使用天然素材 • 不要使用酚系列的接著劑	
電腦、行動電話、微波爐等家電	電磁波	• 除非必要，否則盡量少用 • 使用電腦時，要使用能阻斷電磁波的防護商品 • 行動電話要安裝能夠阻絕電磁波的負離子等器具 • 使用微波爐時要離開現場	
化學製劑		• 不要養成輕易服用藥物的習慣 • 吃藥時一定要一併攝取維他命 C	
照 X 光	輻射能	• 不要隨便要求照 X 光 • 避免自己無法接受的 X 光照射	

減少自由基的7種方法

1 十字花科蔬菜＊含有豐富的抗氧化物質

防止身體氧化，保護自身免於老化或癌症 使體內年齡年輕不可或缺的蔬菜

美國在30多年前就盛行研究十字花科蔬菜與癌症的關係。結果發現十字花科蔬菜中所含的吲哚類（植物激素），具有解毒致癌性物質的作用，尤其可以預防大腸癌和乳癌。攝取愈多，效果愈好。

十字花科的蔬菜如下圖所示，共通成分是吲哚類、葉綠素、胡蘿蔔素、異硫氰酸鹽及葡糖酸鹽等。這些成分都具有抗癌作用。

美國已經贊助經費研究其構造。

只要使自由基無害，就可以防止身體氧化，遏止老化，同時成爲預防癌症的特效食。

●主要的十字花科蔬菜

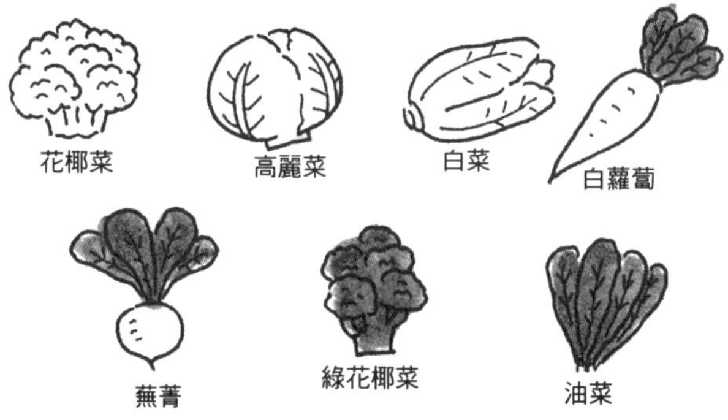

十字花科的異硫氰酸鹽（辣味成分）能夠提高酵素的解毒作用

高麗菜富含此種成分，以配糖體的形態存在於高麗菜中。

肝臟具有能夠將進入體內的致癌性物質加以解毒的酵素，而異硫氰酸鹽則能提高酵素的作用，抑制致癌性物質的活化。

此外，其具有消除自由基的強大抗氧化力，在罹患癌症之前，就可以抑制異常細胞的增殖。

大蒜的氣味成分蒜素也具有這種作用，高麗菜在美國和大蒜並稱爲抗癌食品。

高麗菜也含有同樣具有抗氧化作用的維他命C。不過，葉子的外側和芯側的含量不同。外側葉的部分，100g含55.4mg，內側的葉減少爲39.6mg，而在芯旁邊的葉子則爲51.4mg。所以如果內外側的葉子都使用，就可以有效的攝取到豐富的維他命C。

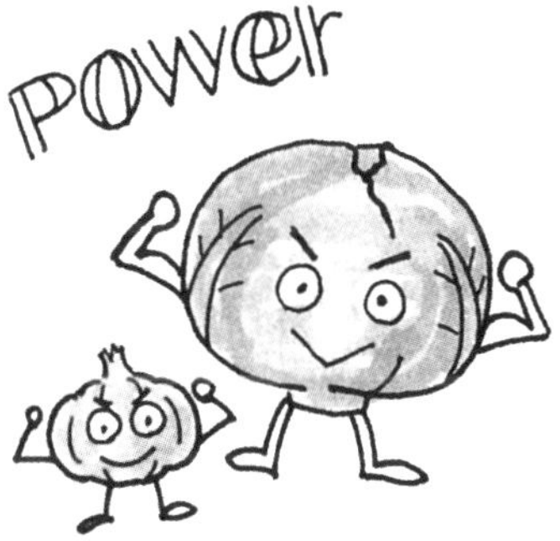

高麗菜是和大蒜並稱的抗癌力超群的植物

十字花科的蔬菜最好採取不加水蒸煮的方式

抗癌成分之一的吲哚類，爲水溶性物質。如果是煮或燙，則半數以上會流失在汁液中。因此，最好採取不加水蒸煮的調理方式。

使用這種方法，也能夠減少維他命C的損失。

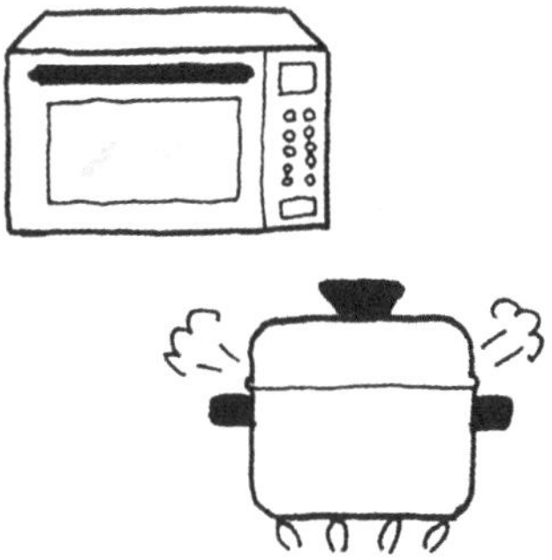
採用不加水的蒸煮方式較理想。也可以用微波爐烹調。

2

蕈類＊提高免疫力，防止身體氧化

蕈類中所含的β-葡聚糖具有抗氧化作用及強化免疫作用

蕈類富含能夠抑制癌症的多醣類。蕈類的多醣類，不是直接攻擊癌細胞，而是藉著提高生物體的免疫力以消除癌細胞，稱爲活化免疫作用。

活化免疫作用能夠抑制自由基的發生，亦即防止氧化，抑制細胞的生鏽。

蕈類的多醣類稱爲β-葡聚糖，是由原糖產生的黑酵母菌的培養液浸出的物質。β-葡聚糖具有促使擁有免疫作用的巨噬細胞、NK細胞或T細胞活化的功效，達到消除自由基以保護身體的目的。

此外，β-葡聚糖還具有降低血糖值、調整血壓、抗病毒及抑制過敏等作用。

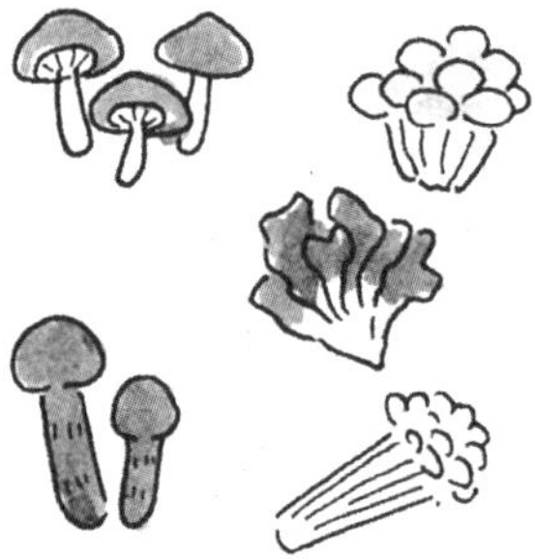

低熱量食品蕈類，含有許多食物纖維以及維他命 B_1、B_2。

蕈類的特有成分可以製成抗癌藥

能夠提高免疫力的蕈類，包括香菇、扇形菌、採絨革蓋菌、伏苓、光蓋庫恩菌、毛柄金錢菌、叢生口蘑、日本松茸、多瓣奇果蕈、豬苓、多孔菌、靈芝及裂蹄木層孔菌等。

其中從香菇浸出的香菇糖、扇形菌的多糖體裂殖菌素，以及採絨革蓋菌的菌絲體製造出來的多孔菌粉末，都是適合醫學使用的抗癌藥。至於健康食品方面，市面上只販售「姬茸」、「香菇精」等。

蕈類可以消除促使自由基發生的飲食過量及肥胖等問題

飲食過量會消耗較多的熱量，促使自由基大量生成。另外，積存在體內的脂肪會成爲氧化作用的標的、身體生鏽的根源。飲食過量和肥胖容易造成自由基之害，必須加以杜絕，才能避免罹患重大疾病。

木耳、香傘菌、多瓣奇果蕈、乾香菇等許多蕈類，都具有減少脂肪、消除肥胖的作用。尤其香傘菌能夠抑制體重增加，有預防脂肪肝的作用，爲有效防止肥胖的方法。請積極攝取蕈類以消除肥胖吧！

多瓣奇果蕈特有的多瓣奇果蕈D-FRACTION能夠刺激免疫細胞而使其活化

多瓣奇果蕈中含有多瓣奇果蕈D-FRACTION成分，是一種β-葡聚糖。與大量蛋白質結合而生成的，爲多瓣奇果蕈特有的物質。

在巨噬細胞、T細胞及NK細胞的力量衰弱時，多瓣奇果蕈D-FRACTION能夠給予這些細胞強烈的刺激。受到刺激的免疫細胞會再度活化，減少因爲自由基而產生的癌細胞。提高免疫力之後，具有不易罹患傷風或流行性感冒的功效。

多瓣奇果蕈還有一種特有的成分，即多瓣奇果蕈X-FRACTION。其具有將血液中的葡萄糖吸收到細胞內的作用，能夠預防糖尿病。多瓣奇果蕈的適當攝取量，每週爲100g。只要每隔1天攝取30g就能產生效果。

●能夠100%運用蕈類有效成分的烹調法

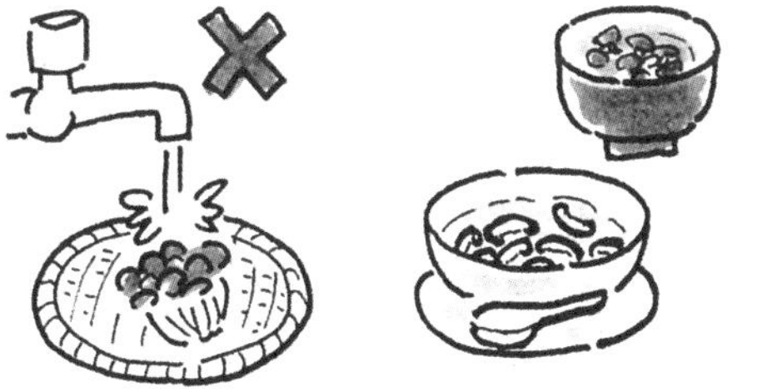

蕈類中所含的β-葡聚糖爲水溶性，一旦清洗後，就會溶出成分。因此不要清洗，直接烹調是最理想的。因爲不耐熱，所以要避免在高熱的情況下長時間烹調。

3 黃綠色蔬菜、胡蘿蔔素＊紅、黃、綠的色素有效

黃綠色蔬菜富含防止氧化的特效成分

胡蘿蔔或韭菜等深色蔬菜，含有豐富的抗氧化物質。

例如韭菜，除了含有β-胡蘿蔔素和維他命C之外，還含有硫化合物，爲韭菜的氣味成分。具有使自由基無害的作用。胡蘿蔔則含有豐富的β-胡蘿蔔素。100g中的含量，爲花椰菜的10倍，而且富含α-胡蘿蔔素。

紅椒的β-胡蘿蔔素和維他命C含量則較青椒多（β-胡蘿蔔素爲其20倍），而且含有維他命P。維他命P具有促進維他命C被吸收的作用，並強化抗氧化力。另外，青椒的辣味成分，亦即類似辣椒辣素的物質，也具有抗氧化作用。

除了β-胡蘿蔔素之外，花椰菜其維他命C的含量是檸檬的1・5倍。至於南瓜，同樣除了β-胡蘿蔔素之外，維他命C的含量則和番茄相同。

紅、黃、綠等深色蔬菜，含有抗氧化物質，所以防止氧化的效果極佳。

●黃綠色蔬菜

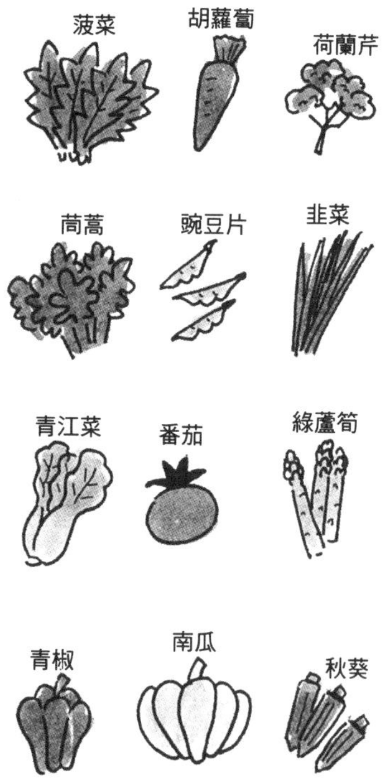

※黃綠色蔬菜是指在 100 g 中含有 600μg 以上的胡蘿蔔素的蔬菜。

色素成分的胡蘿蔔素，防止氧化的效果超羣
藉著強大的抗氧化作用，保持體內年齡的年輕

在各種蔬菜或水果中，約含有50種胡蘿蔔素，除了植物色素成分的作用之外，也具有保護植物免於紫外線或自由基之害的功效。攝取胡蘿蔔素之後，人體內也會產生相同的作用，保持細胞年輕。

●主要的胡蘿蔔素種類及其含有食品

α-胡蘿蔔素　β-胡蘿蔔素	玉米黃素
胡蘿蔔、菠菜、花椰菜等	木瓜、芒果等
γ-胡蘿蔔素	玉米黃質
番茄、杏等	玉米、柑橘、柚子等
番茄紅素	
番茄、西瓜等	岩黃素
辣椒辣素	海帶芽、羊栖菜等
紅辣椒等	黃色素
蝦青素	蛋黃、玉米、高麗菜、菠菜、花椰菜等
蝦、蟹、鹽漬鮭魚子、鮭魚等	

胡蘿蔔素的一大特徵爲水溶性抗氧化物質，能夠防止容易被氧化的不飽和脂肪酸氧化。

此外，β-胡蘿蔔素或α-胡蘿蔔素等，除了抗氧化作用之外，當體內缺乏維他命A時，也具有轉化爲維他命A的機能。因此，能夠防止皮膚的老化。

另外，在胡蘿蔔素中，番茄或西瓜中所含的番茄紅素，具有特別強大的抗氧化力，可以抑制癌症的發生。葉黃素具有防止眼睛細胞氧化的作用，對眼睛有良好的效果。

攝取各種胡蘿蔔素就能提高效能

攝取一種胡蘿蔔素，不如攝取存在於各種食品中所含的多種胡蘿蔔素，更能提高其抗氧化作用。

積極食用黃綠色蔬菜，可以降低癌症的發生率。均衡攝取黃綠色蔬菜中所含的各種胡蘿蔔素，就能夠產生相輔相成的效果。

胡蘿蔔素是水溶性物質，和油一起攝取更容易被吸收。想要一次攝取多種胡蘿蔔素，不妨飲用果菜汁或利用營養輔助食品。

4 維他命E＊使自由基無害，防止老化

維他命E給予自由基電子，能夠保護身體免於自由基之害

維他命E是脂溶性物質。吸收到體內之後，可以溶入由脂質所構成的細胞膜或角膜等生物體膜中。這時，如果有自由基進入，對生物體膜發揮氧化作用時，維他命E會提供電子給自由基而本身被氧化。藉此可以使自由基無害，防止生物體膜的氧化。

維他命E缺乏的電子則由維他命C來補充。得到電子的維他命E，再次發揮防止自由基氧化作用的力量。亦即要加強維他命E的抗氧化作用，就必須借助維他命C。此外，提供電子給維他命E而自己變得不穩定的維他命C，會直接排出體外，不會損害身體。

●維他命E與維他命C攜手合作

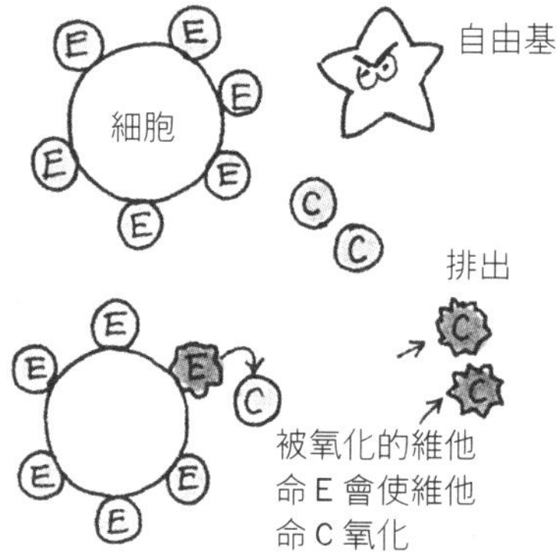

促進血液循環、預防老化的作用

維他命E能夠使自由基無害，維持細胞的健康。因爲能預防身體機能或肌膚的老化，所以有「青春維他命」之稱。

此外，具有促進血液循環作用，對於肩膀酸痛、手腳冰冷症、凍傷及頭痛等都有效。

維他命E是黃體激素的材料，只要攝取維他命E，就能改善更年期障礙。

另外，它會和維他命A一起發揮作用，保護肺部免於排放廢氣等汙染物質的損傷。

缺乏時會引起斑疹和經痛

體內缺乏維他命E時，會大量合成老化色素脂褐質，使肌膚出現斑點或雀斑。

荷爾蒙的功能紊亂，容易引起經痛等女性特有的症狀。

原本擁有的防止自由基氧化作用也無法發揮，導致動脈硬化或致癌的問題，而且細胞會老化，對身體造成不良影響。

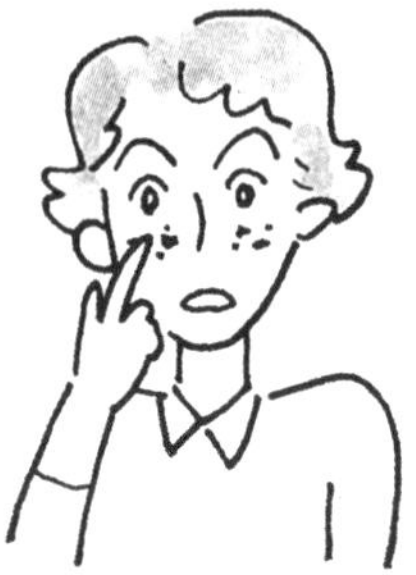

斑點明顯時可能是缺乏維他命E

每天攝取100mg的維他命E充分發揮抗氧化及防止老化的作用

1天所需的維他命E的量，成年男性爲10mg、女性爲5mg。不過，如果要發揮抗氧化作用，則最好每天攝取100～300mg的維他命E。

積極攝取富含維他命E的食品，不足時，可以藉著營養輔助食品來補充。然而，大量攝取，血液容易凝固，所以僅止於成人維他命E容許攝取上限600mg以下。

堅果類和植物油含有豐富的維他命E，但是這些食品一旦過期就容易氧化，故絕對禁止攝取帶有油臭味的食品。

●維他命E含量豐富的食品

（1餐份的含量　單位mg）

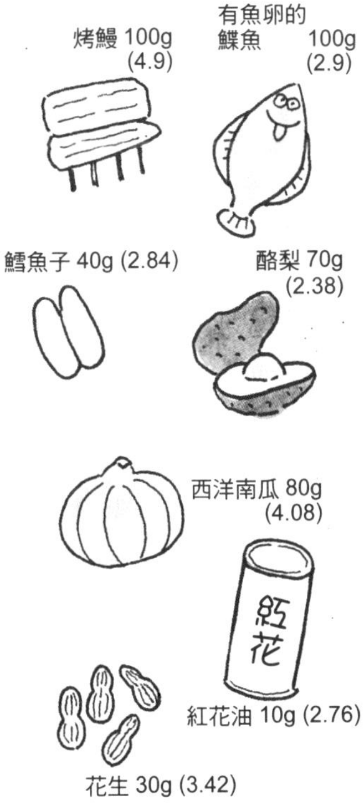

5 維他命C＊消除自由基，提高免疫力

維他命C、E、B互相提供電子，產生強大的抗氧化力

在自由基氧化生物體膜時，維他命E會提供電子，促使自由基無害。缺乏電子變得不穩定的維他命E，則由維他命C提供電子而復原。維他命C使得維他命E的機能復活，使其保持抑制氧化的力量。當體內尿酸被氧化時，維他命C也具有相同的作用，能夠提供電子。

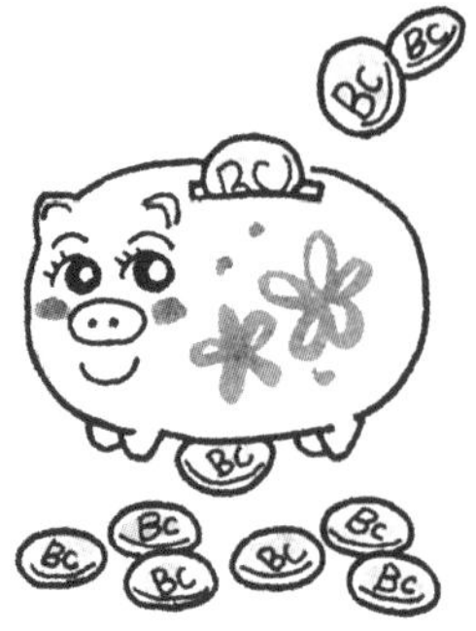

維他命 C 爲水溶性，
2～3 小時內會排泄掉。

而喪失電子的維他命C，則由維他命B提供電子。不過，被氧化的維他命C多半會排出體外。因此，對於體內發生的自由基，維他命類會發揮相輔相成的效果，抑制氧化作用。維他命C無法儲存在體內，排泄週期短，所以即使氧化，也不會損害身體。

除了抗氧化作用之外，也能強化血管或皮膚

除了抗氧化作用之外，維他命C還具有其他的功能。

首先是對於細胞的結締組織膠原蛋白產生作用，鞏固血管、皮膚、黏膜、骨骼等細胞，抑制癌細胞的生成。

此外，也具有抑制致癌物質亞硝基胺發生的作用。

能夠攻擊病毒，強化具有免疫機能的白血球的作用。攝取大量的維他命C，不易罹患感冒等感染症。

過量食用營養輔助劑，容易引發腹瀉

強化細胞的結合，與自由基和病毒等搏鬥，發揮許多作用的維他命C，吸收到體內時，約2～3小時會排泄掉，不會蓄積在體內，最好積極攝取。早、午、晚都應該攝取含有維他命C的食品。

期待發揮效果時，則光靠食品無法補充的量，必須利用攝取營養輔助食品的方式來彌補。然而，一次大量食用營養輔助食品，容易引起腹瀉、頻尿或發疹等症狀，所以要適可而止。

維他命C的含量會隨著水洗或加熱而流失 在調理時要多下點工夫

含有豐富維他命C的食品，包括草莓、紅椒等。水溶性的維他命C，水洗時容易溶出，減少含量。因此，要迅速沖洗，同時避免浸泡在水中。

●維他命C含量豐富的食品（1餐份的含量　單位mg）

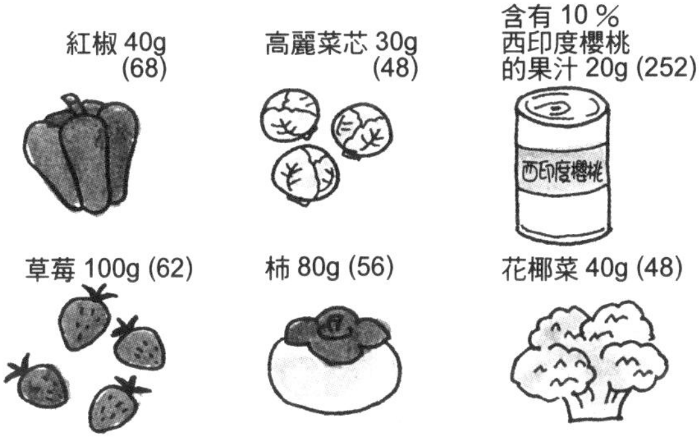

此外，切開擱置容易氧化，必須盡早調理。加熱調理時，含量會流失50％以上，所以與其用煮或燙的方式，不如用炒的方式來調理。

30歲以上的男女，每天維他命C的需要量為100mg。如果想提高抗氧化或抗癌作用的效果，則1天要攝取500mg以上。

6 多酚＊因爲紅葡萄酒而備受注目的抗氧化物質

具有強力消除自由基的效果，能夠防止氧化

植物的葉、花和莖中所含的色素或苦味、澀味成分，總稱爲多酚。是經由光合作用生成的成分，種類繁多。其中還有很多未知的種類。

主要的多酚目前已知有300種，而且全部的多酚都具有抗氧化作用。

不只對細胞間水溶性的部分，對於細胞脂溶性的部分或細胞膜，多酚都能發揮抗氧化作用。

亦即不拘泥於水溶性或脂溶性，多酚本身就具有強大的抗氧化作用，能夠防止身體的氧化，同時可以抑制致癌性物質活化。

除了抗氧化作用之外，多酚還具有其他獨特的效能，其效能依種類的不同而有不同。

例如兒茶素也是多酚的一種，能夠防止血中膽固醇值或血糖值的上升。

異黃酮則能夠使得女性激素維持平衡，具有防止肌膚乾燥的效果。

富含多酚的紅葡萄酒備受注目

紅葡萄酒含有大量的多酚，有益身體健康，掀起旋風（多酚含量高於白葡萄酒，是因爲加入果皮釀製的緣故）。經常飲用紅葡萄酒的法國和葡萄牙等地，與其他歐洲各國相比，心臟病的死亡率偏低。

然而，不勝酒力的人，每天飲用紅葡萄酒很危險。像黃種人的酒精代謝力較白人弱，大量飲用紅葡萄酒，容易引起酒精性肝炎或脂肪肝等。

要吃多酚含量較多的皮的部分

植物爲了防止紫外線造成的自由基之害，皮的部分含有大量的多酚。尤其是葡萄等的果皮中，含有豐富的多酚。因此最好連皮一起吃。另外，茄子的皮也含有大量的多酚，在調理時不要削皮。

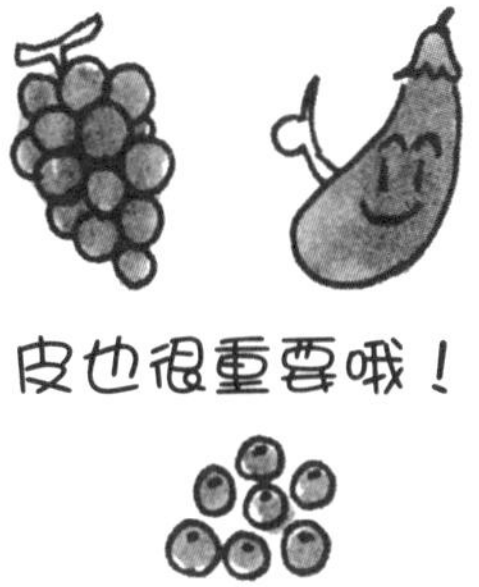

葡萄或是茄子的皮，以及藍莓的紫紅色，都是色素多酚的顏色。

●主要的多酚種類及食品

- 多酚
  - 類黃酮
    - 黃烷醇
      - 兒茶素（茶、紅葡萄酒、可可）
    - 黃烷酮
      - 黃杉素（柑橘類、花生）
      - 三羥黃烷酮（桉樹）
      - 橘皮苷（紅葡萄酒、草莓、葡萄）
    - 黃酮
      - 芹黃素（荷蘭芹、西洋芹）
      - 黃酮
      - 毛地黃黃酮
      - Krypsin（果皮）
    - 異黃酮
      - 大豆黃素（大豆、葛）
      - 金雀異黃苷（大豆、葛）
    - 黃酮醇
      - 槲皮黃銅（番茄、洋葱、蘋果）
      - 芸香苷（蕎麥、洋葱、花椰菜）
      - 楊梅黃酮（紅葡萄酒、葡萄）
      - 山萘醇（茶、洋葱、韭菜）
    - 花色素（紅葡萄酒、茄子）
    - 查耳酮
    - 2-苯甲川基苯呋喃酮
  - 非類黃酮
    - 咖啡酸（咖啡、蘋果）
    - 克羅吉寧酸（橄欖油、大豆）
    - 異牡荊黃素（米）
    - 木聚糖（芝麻）
    - 薑黃色素（薑）
    - 單寧類
      - 沒食子單寧
      - 聯二沒食子單寧
      - 花色素原（茶、紅葡萄酒）

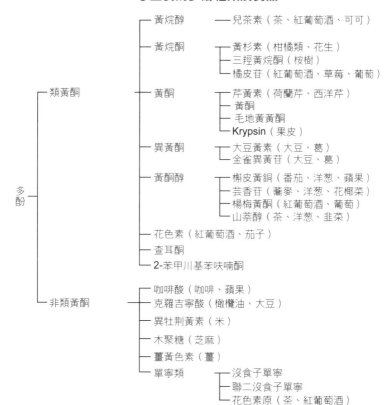

7

硒＊分解自由基的酵素的必須成分

爲一種礦物質，具有抗氧化及抗癌作用 可以從魚貝類或穀類中攝取

硒是分解自由基的谷胱甘肽過氧化物酶的必須成分，爲一種礦物質。

●硒含量豐富的食品

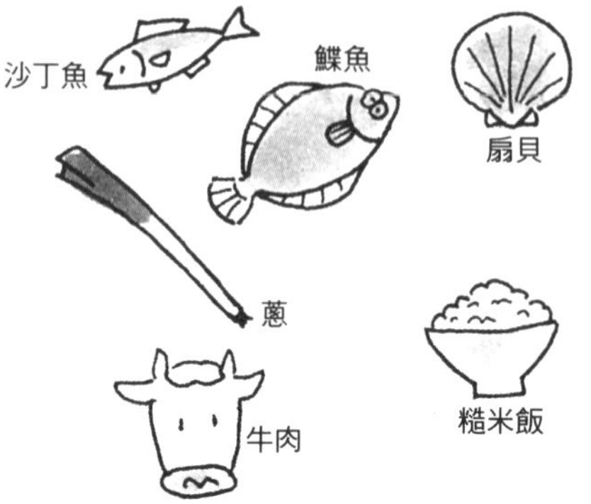

礦物質存在於土壤和水中，所以採收的作物、魚貝類或利用含有礦物質的飼料飼養的牛、豬、雞等食品都可以攝取到硒。存在於土壤或水中的硒的含量因地而異。像日本，可以藉由魚貝類或穀類充分攝取到硒。

硒能分解自由基，延遲細胞的老化。和維他命E一併攝取，能夠發揮2倍以上的抗氧化力。兩者相輔相成，抑制癌症的發生，提高免疫機能。

攝取過量的硒容易引起過剩症

硒的1日需要量，成年男性爲45～60μg、成年女性爲40～45μg。即使微量，還是必須每天攝取。

缺乏硒時會加速老化，斑點和皮屑增加，容易罹患白內障，引起心臟功能不全。

攝取過量的硒會引起過剩症，如噁心、掉髮、指甲變形等症狀。絕對避免利用營養輔助食品大量攝取。容許攝取上限成人爲250μg。注意不要超過上限。

「笑」的效果很大，能夠提高免疫力 抑制自由基及癌症的發生

●壓力會產生大量自由基

壓力容易促使自由基生成。承受壓力時，血液中會大量分泌壓力激素兒茶酚胺。兒茶酚胺具有使血管收縮的作用，促使血壓和心跳次數升高，同時具有使血小板凝固的作用，成爲引起動脈硬化的關鍵。

兒茶酚胺與自由基結合，會使血管壁的細胞氧化受損。這時，白血球立刻聚集到受損的血管壁處，原本應該攻擊異物而產生的自由基，會朝著血管噴射，對血管造成更嚴重的損害，甚至引起腦內出血等重大疾病。因此，壓力會促使自由基的生成，降低免疫力。

●笑會分泌神經肽，提高免疫力

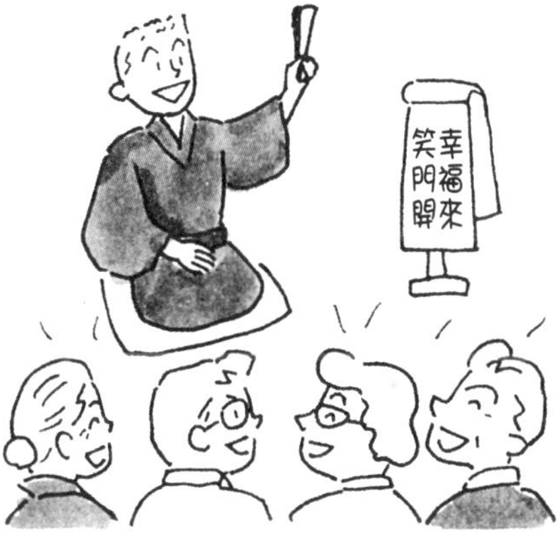

壓力積存時，不妨去散步、和朋友聊天，做些有興趣的事。近來發現，笑的效果非常好。笑能夠減少腎上腺素或可的松等壓力激素的分泌，抑制自由基的生成。

此外，笑可以使身心放鬆，促使腦內分泌神經肽。神經肽能調整身體機能、提高免疫力，同時具有使得抑制癌細胞的自然殺手細胞（NK細胞）活化的作用，發揮極大的制癌效果。

現在，已經有許多醫療機構將笑納入治療及腦部疾病患者的復健項目中。

壞膽固醇——使血管狹窄

膽固醇是維持身體機能不可或缺的物質

膽固醇是一種脂質。健康成人體內約有140～150g的膽固醇，其中10～13g存在於血液中。

以膽固醇爲原料而生成的物質，包括包圍細胞的細胞膜及女性激素、男性激素、腎上腺皮質激素等類固醇激素，以及幫助消化的膽汁酸。膽固醇是維持生存不可或缺的成分。

存在體內的膽固醇多半是由肝臟製造出來的。因爲是重要成分，所以具有在體內合成、反覆生成的作用。此外，也可以在攝取肉和蛋等食品時，由體外補充300～500mg的膽固醇。

壞膽固醇和好膽固醇的差異

膽固醇溶解於血液中而運送到全身，但其爲脂肪，維持原狀就無法溶入血液中，必須轉化爲具有親水性的脂蛋白粒子。

雖然是膽固醇，但是像運送三酸甘油脂的脂蛋白，也因大小、比重或作用的不同，分爲乳糜微粒、VLDL、LDL、HDL等。其中負責將膽固醇運送到全身的是LDL，而將多餘膽固醇回收運送到肝臟的則是HDL。

因此，LDL稱爲壞膽固醇，H

脂蛋白的構造

脂蛋白的外側是由磷脂質和阿樸蛋白所構成，內側包住膽固醇和三酸甘油脂。外側可溶於水溶液中，故可溶入血液中。

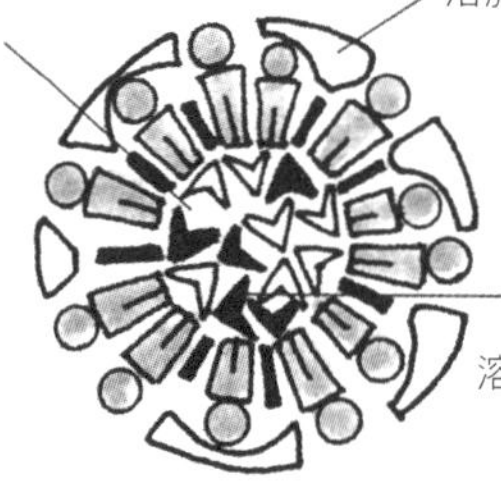

全部合起來稱爲脂蛋白

DL稱爲好膽固醇。然而，將膽固醇運送到全身也很重要，所以LDL是必要的存在。

只要LDL和HDL保持平衡，就不會引起任何問題。不過，一旦LDL增加過多，就會引發各種疾病。

從食品中攝取過多的膽固醇或體內生成過剩時，運送膽固醇的LDL增加。當LDL增加過多時，就會蓄積在血液中。

雖然HDL會回收多餘的膽固醇，但是膽固醇過量生成而無法回收的LDL，會附著於動脈壁，引起動脈硬化及各種疾病。因此，LDL增加過多時，就會溶入血管內壁，形成疾病的原因，所以才會被稱爲壞膽固醇。

●好膽固醇（HDL）與壞膽固醇（LDL）的關係

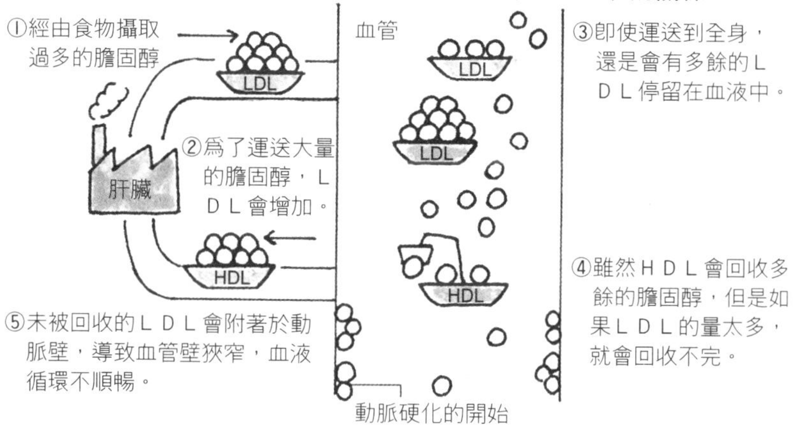
①經由食物攝取過多的膽固醇
LDL
肝臟
②爲了運送大量的膽固醇，LDL會增加。
HDL
⑤未被回收的LDL會附著於動脈壁，導致血管壁狹窄，血液循環不順暢。
血管
③即使運送到全身，還是會有多餘的LDL停留在血液中。
④雖然HDL會回收多餘的膽固醇，但是如果LDL的量太多，就會回收不完。
動脈硬化的開始

LDL和HDL的差距

LDL是在肝臟合成的脂蛋白之一，含有許多三酸甘油脂。VLDL將三酸甘油脂運送到全身後，會留下膽固醇。這個脂蛋白會變成LDL，因此LDL也稱為低比重脂蛋白。是以45%的膽固醇、10%的三酸甘油脂、23%的蛋白質及22%的磷脂質所構成的。

HDL是在肝臟或小腸等處合成，也稱為高比重脂蛋白。是以20%的膽固醇、5%的三酸甘油脂、50%的蛋白質，及25%的磷脂質所構成的。

造成膽固醇值增加的原因在於飲食

人體每天所需的膽固醇量爲1～2g。爲了確保必要量，體內的膽固醇量及血液中的量必須保持穩定。

當膽固醇量的平衡瓦解、壞膽固醇增加時，就會形成膽固醇攝取過剩的現象，亦即攝取過多含有膽固醇的食品。和40年前相比，現在飲食形態歐美化，攝取過多的動物性脂肪，導致膽固醇平均值顯著上升。

隨著年齡的增長，細胞膽固醇的消耗量減少，使得膽固醇容易積存。因爲遺傳，所以可能形成膽固醇值容易升高的體質。另外，肝病、甲狀腺激素異常或服藥等，都會促使膽固醇值升高。

●日本人的膽固醇平均值

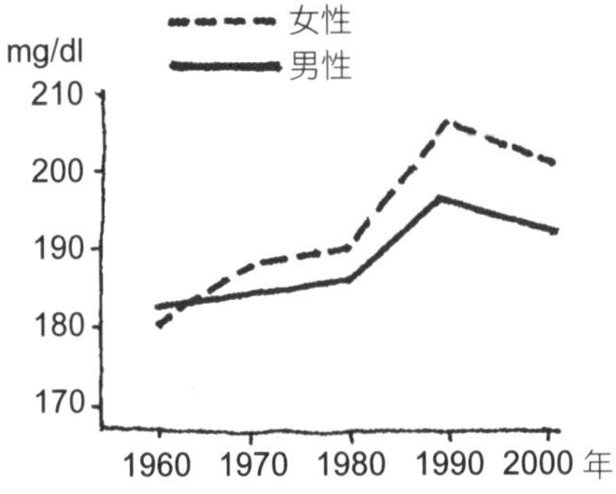

在 1990 年出現最高的平均值，後來逐漸下降。
日本厚生勞動省「循環器官疾病基礎調查」

經由血液檢查就可以知道膽固醇值

膽固醇增加過多，壞膽固醇會附著於動脈壁，但卻完全沒有自覺症狀。一旦出現自覺症狀，表示動脈硬化已經十分嚴重了。

出現膽固醇硬塊時要立刻接受檢查

膽固醇值異常增加時，皮膚表面出現膽固醇硬塊（稱為黃色瘤）。在眼瞼或是臀部、手背、手肘和膝關節等處，會出現如黃色脂肪般的硬塊，放任不管非常危險。有罹患動脈硬化及重症疾病的可能性，要立刻接受檢查。

尤其有高膽固醇家族病史的人，從幼兒時期開始就要注意腳踝的粗細及黑眼珠周邊。

有些人因為遺傳體質，容易得高血脂症，跟腱比較粗大。此外，黑眼珠的上下側會形成像新月形般白濁的細小弧線（稱為角膜環）。

因此，在形成動脈硬化之前，就要注意膽固醇值上升的問題。利用健康檢查等定期接受血液檢查，盡早發現膽固醇值的異常。

除了檢查膽固醇值之外，血液檢查還包括測量三酸甘油脂值。爲了正確測量，檢查的前一天晚上9點以後就必須禁食。

檢查當天，對於自覺症狀的有無、糖尿病或肝病、甲狀腺疾病等既往歷的有無、家族的既往歷及服用藥物的有無等方面，都必須由醫師進行問診。此外，還必須調查過去3天～1週內的飲食內容、運動、吸煙及酒量等生活事項。

當膽固醇值偏高時，就要進行上述的檢查，找出原因。

除了抽血之外，還要測量脈搏、血壓，以及身高、體重等檢查肥胖度。另外，也會進行眼底檢查、心電圖、尿液檢查等。

此外，在做精密檢查時，要測量血液的脂蛋白或阿樸蛋白，深入調查到底何者出現異常。

●膽固醇質的檢查

・**檢查前一天**

晚上 9 點後禁食

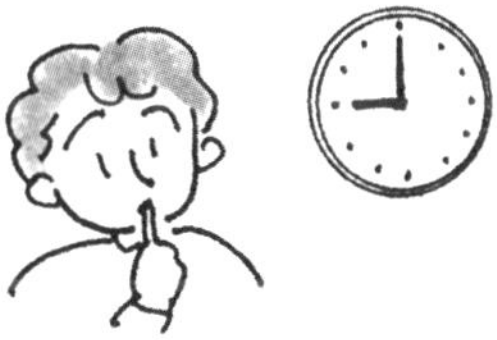

・**檢查當天**

問診

體檢調查表（過去 1 週或 3 天內的飲食內容、運動、吸煙、壓力等生活習慣）

測定（血壓、脈搏、身高、體重等）、抽血、做眼底檢查、尿液檢查、心電圖等

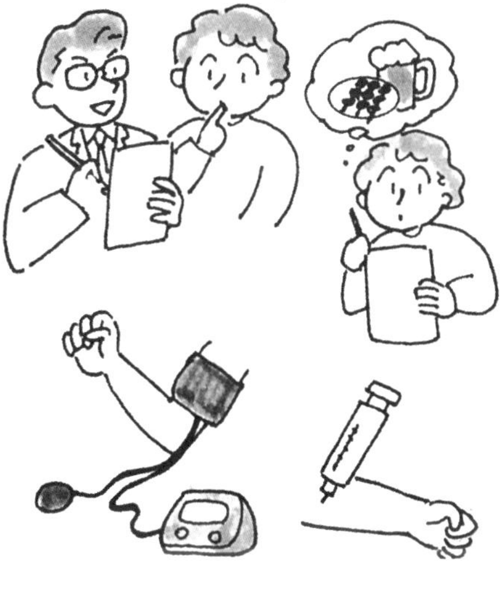

高血脂症與高膽固醇血症

高血脂症是指血液中膽固醇值與三酸甘油脂值較高的狀態。分為3種形態。

包括只有膽固醇值較高的高膽固醇血症，以及只有三酸甘油脂值較高的高三酸甘油脂血症，還有膽固醇值與三酸甘油脂值都較高的高血脂症。

壞膽固醇對身體造成不良影響

血液中多餘的ＬＤＬ，即壞膽固醇附著於動脈壁，就會使得巨噬細胞聚集，吞噬氧化的ＬＤＬ。然而，巨噬細胞吞噬氧化的ＬＤＬ時，本身也會產生變化，形成泡沫細胞，積存在血管壁。

壞膽固醇或泡沫細胞附著的血管壁凹凸不平，變得既厚又硬，導致血液循環不順暢。這種現象就稱爲動脈硬化。血液循環不順暢時，會對身體造成各種影響，甚至會危及生命。

例如將血液送到心臟的血管，一旦發生動脈硬化時，就會引起狹心症或心肌梗塞。如果腦的血液循環不順暢，就會引起腦梗塞。總之，都是危及生命的疾病。此外，手腳的血液循環不良時，會因爲疼痛而阻礙手腳的活動。當血液無法到達末端時，細胞壞死，甚至必須截肢。

另外，過剩的膽固醇也會引起膽結石。

●過剩膽固醇所引起的疾病

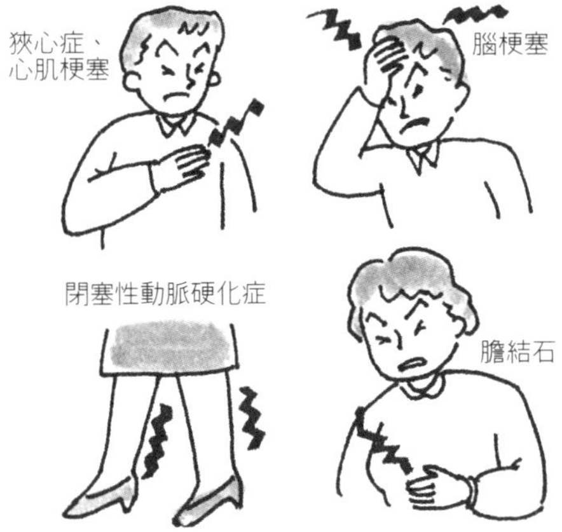
狹心症、
心肌梗塞
腦梗塞
閉塞性動脈硬化症
膽結石

高膽固醇血症能藉著食物及運動療法治療

攝取太多的膽固醇會引起的高膽固醇血症，首先要藉著食物療法和運動療法來降低膽固醇值。

若還是無法下降，則可併用藥物療法進行治療。

但是膽固醇值並不是越低越好。過低可能會引發其他的疾病。

所以一定要遵從醫師的指導來進行食物療法及運動療法。

壞膽固醇積存在體內會變成何種情況？

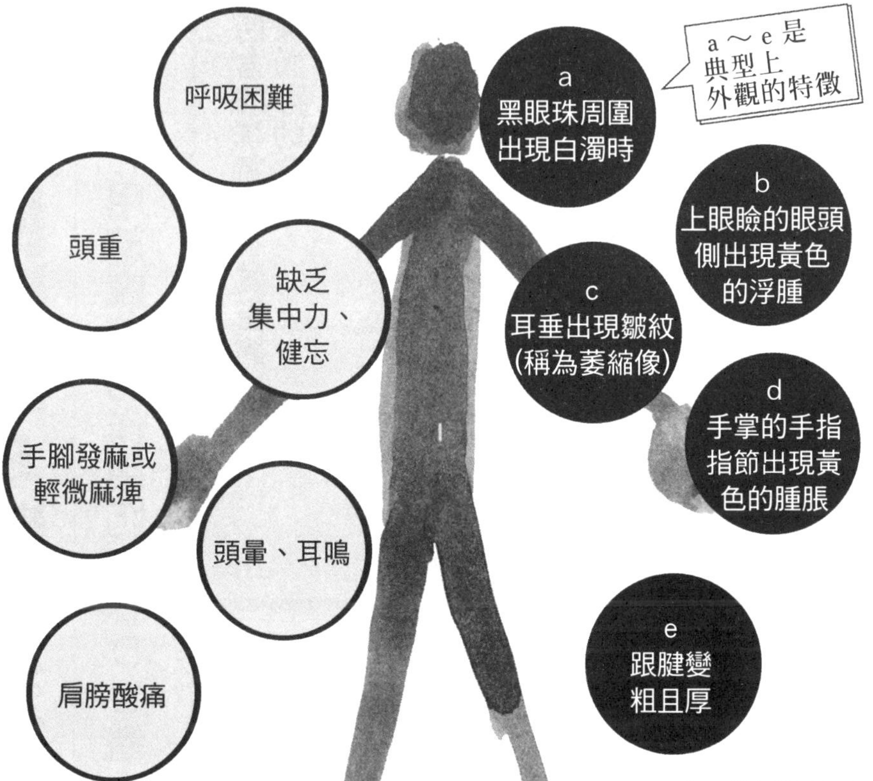

※ a～e 是因爲膽固醇積存而引起的，全都稱爲黃色瘤。不過即使是膽固醇值正常的人，也可能出現 d 的現象。

■成爲診斷標準的徵兆■

- 壞膽固醇是多還是少，只要調查血液中的總膽固醇值即可了解。總膽固醇值的 2／3 是壞膽固醇，所以總膽固醇值越高，則可以推測壞膽固醇也越多。
- 如果總膽固醇值超過 220 ㎎／dl 以上，就要注意了。相反的，如果好的ＨＤＬ膽固醇值低於 40 ㎎／ dl 以下，也要注意。
- 近來ＬＤＬ膽固醇值受到重視。基準值爲 70～139 ㎎／dl。如果到達 140 ㎎／dl 以上，就要注意了。
- 出現黃色瘤的人，總膽固醇值超過 300 ㎎的可能性很大。
- 三酸甘油脂值比 50～149 ㎎／dl 更高的人，或肥胖度（BMI 指數）比 22 更高的人需要注意。

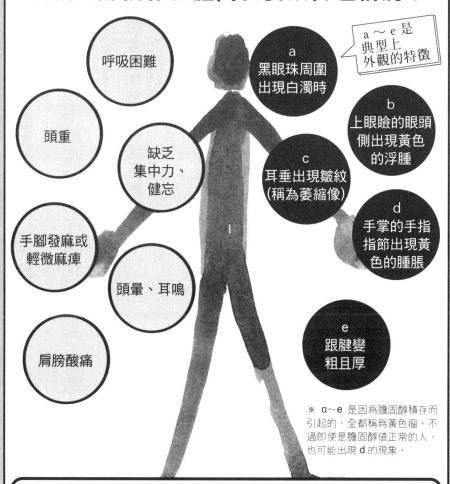

減少壞膽固醇的9種方法

1 芝麻＊利用芝麻醇的作用防止ＬＤＬ氧化

芝麻油所含的抗氧化物質能夠抑制壞膽固醇的發生

具有滋養強壯及恢復體力效果的芝麻，能夠抑制壞膽固醇LDL的發生。這都拜抗氧化物質芝麻醇之賜。

芝麻醇是芝麻所含的芝麻酚林物質，是在精製芝麻油的過程中變化而來的物質。因此，芝麻的芝麻醇含量遠不及芝麻油來的多。

芝麻醇的抗氧化作用，能夠防止壞膽固醇氧化。壞膽固醇不氧化，就可以抑制吞噬異物的巨噬細胞的發生。血管壁變得狹窄的原因，在於巨噬細胞的殘骸。所以只要減少巨噬細胞的發生，就不必擔心會引起動脈硬化。

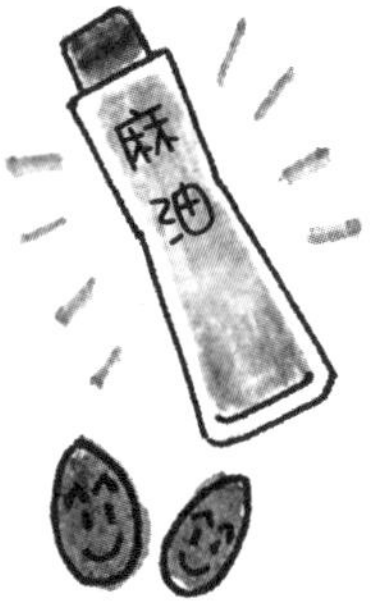

芝麻豐富的芝麻醇發揮效力。

芝麻的抗氧化力爲藥物的10倍

根據日本名古屋大學農學部教授大澤俊彥的實驗報告顯示，芝麻醇的抗氧化力爲高血脂症治療藥PROBUCOL的10倍。

另外，攝取芝麻種子中所含的芝麻醇配糖體成分後，腸內細菌可將其轉換爲芝麻醇，具有極高的抗氧化作用。這是經由日本名古屋大學醫學部的協助而證明的事實。因此，芝麻是天然強力的膽固醇治療藥。

芝麻中所含的維他命E和B_2能夠減少壞膽固醇

芝麻中所含的抗氧化物質不只是芝麻醇，還有豐富的維他命E。由於含有大量的α-生育酚，所以具有更高的抗氧化作用。

芝麻的脂肪含有油酸、亞油酸等不飽和脂肪酸，具有降低膽固醇值的作用。

此外，黑芝麻的色素成分多酚和維他命B_2（核黃素），也都具有極高的抗氧化力，近年來備受注目。

芝麻中含量較少的硒也很重要，和維他命E發揮相輔相成的作用，能夠增加維他命E的效果。另外，還含有攻擊自由基（使身體氧化的根源）的酵素谷胱甘肽過氧化物酶的主要成分，爲強力抗氧化食品。

芝麻有白芝麻、黑芝麻、金芝麻、黃芝麻等數種。芝麻油的原料則是白芝麻。

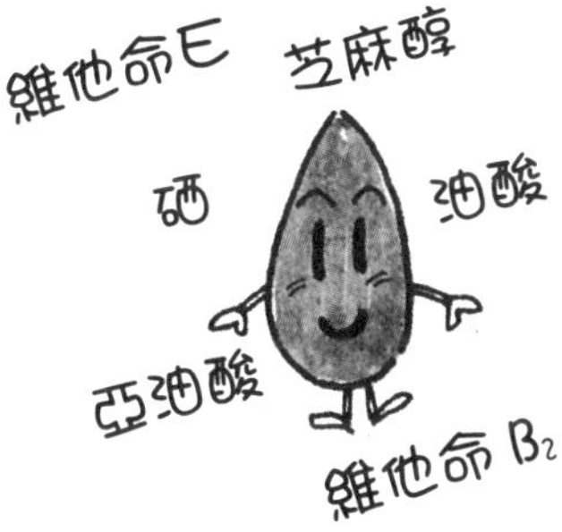

芝麻中所含的有效成分

芝麻能加強食物效力

芝麻做成涼拌菜時，非常美味可口。能夠防止壞膽固醇增加過多，同時預防動脈硬化，所以要積極攝取芝麻。

芝麻一旦擱置就容易氧化，所以最好在食用前才「研磨、拌炒」。可以撒在麵類或飯上，或是搭配海藻類及蔬菜。

芝麻加熱時，會促使芝麻酚林變成抗氧化力更強的芝麻醇，所以一定要炒過之後再食用。

此外，其外表是不會被消化的食物纖維（纖維素），必須充分磨碎後再攝取。

2 綠茶＊兒茶素能夠降低膽固醇值

茶的澀味能夠抑制膽固醇的增加

一般人經常飲用的綠茶中含有各種有效成分，例如維他命C・E、β-胡蘿蔔素、兒茶素、氨基酸、氟、γ-酪氨酸、多醣類等。

其中澀味成分多酚、兒茶素，能夠防止血液中的膽固醇值或三酸甘油脂值上升。兒茶素具有使腸內益菌增加的作用，促使以膽固醇爲原料所製造出來的膽汁酸大量排泄，避免血液中的膽固醇增加。降低膽固醇值，就能消除動脈硬化的原因。

兒茶素的抗氧化作用，在於防止壞膽固醇的氧化及預防動脈硬化。此外，還具有抑制血液凝固的作用，能夠減少血栓生成而引發的心肌梗塞或腦梗塞的危險性。

另外，還能夠降低血壓或血糖值，同時藉著殺菌作用，防止食物中毒或蛀牙。近年來，甚至注意到其制癌性及抑制癌細胞轉移的功效。

有效攝取兒茶素的方法

多放一些茶葉，沖泡較濃的茶。第2泡的兒茶素攝取量減少爲第1泡的5～6成，第3泡以後則更少。因此，爲了有效攝取兒茶素，約第2泡之後就要更換茶葉。

如果是抹茶等茶葉粉末，則攪拌後飲用效果更好。

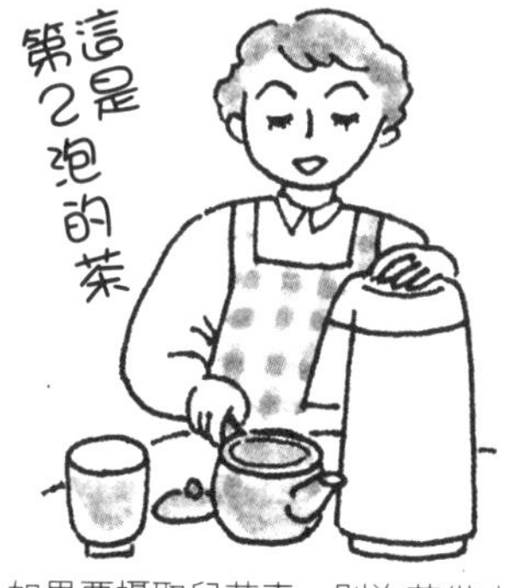

如果要攝取兒茶素，則泡茶僅止於兩泡。

3 乾香菇＊特有成分香菇嘌呤能發揮效果

持續1週每天吃2個，膽固醇值降低10％

香菇含有獨特的成分香菇嘌呤。菌蓋部分含有較多該成分，能夠促進肝臟代謝膽固醇，抑制血液中的膽固醇增加過多。根據日本國立健康營養研究所的資料顯示，持續1週攝取乾香菇9g（大2個），可以降低膽固醇值約10％。

其中含量豐富的食物纖維，能夠使膽固醇值和血糖值維持穩定。此外，含有促使鈉排泄的鉀，具有降血壓的效果。

另外，香菇中還含有能夠幫助鈣吸收的維他命D，以及具有相同作用的香菇嘌呤，還有能夠抑制癌症發生或轉移的香菇糖等有效成分。

●香菇的有效成分（100g 中）

成分＼形狀	生	煮過的乾香菇
熱量	18kcal	42kcal
鉀	280mg	220mg
食物纖維	3.5g	7.5g
維他命D	2μg	2μg
維他命 B_2	0.19mg	0.23mg

乾香菇的浸泡汁含有豐富的香菇嘌呤

香菇嘌呤具有溶於水的性質。將乾香菇浸泡在水中，擱置於冰箱中一晚，能夠溶出香菇嘌呤。只要飲用香菇的浸泡汁，就能充分攝取到香菇嘌呤。

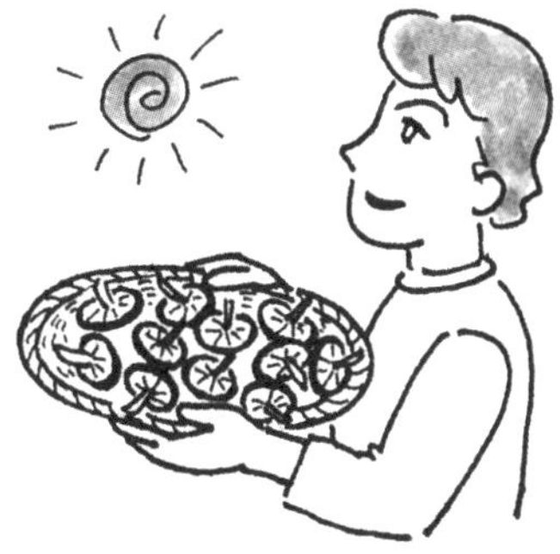

將新鮮香菇放在太陽下曬乾，能夠提高營養價值及藥效。日曬時要將傘蓋內側朝上。

4 柑橘類＊藉著維他命C的作用強化血管

維他命C、食物纖維、黃酮類能夠使血管和血液狀態良好

柑橘類含有豐富的維他命C。維他命C具有抗氧化作用，能夠防止壞膽固醇氧化。此外，能夠幫助細胞結締組織膠原蛋白的合成，強化血管細胞的組織。

附著於果肉外側薄皮上白色筋狀的愈創木脂，含有豐富的食物纖維。

食物纖維能夠降低血液中的膽固醇值，抑制飯後血糖值的上升。

另外，薄皮含有黃酮類，可以強化毛細血管。

●柑橘類的營養成分（100 g中）

成分＼種類	溫州橘	新鮮葡萄柚	葡萄柚濃縮原汁	檸檬
熱量	46kcal	38kcal	35kcal	54kcal
維他命C	32mg	36mg	53mg	100mg
食物纖維	1.0g	0.6g	0.2g	4.9g
鉀	150mg	140mg	160mg	130mg
胡蘿蔔素	1000μg	幾乎沒有	110μg	26μg

白色筋和薄皮具有藥效。果汁是方便的供給源

攝取柑橘類時，可能有很多人會剝除附著在薄皮上的白色筋狀物質愈創木脂或薄皮。

事實上，其含有豐富的食物纖維和黃酮類，最好不要剝除筋，並連薄皮一併食用，這樣才能攝取到有效成分。

此外，柑橘類的維他命C，也可以經由100%的純果汁攝取。榨汁飲用，能輕易的攝取到維他命C。尤其像葡萄柚的濃縮原汁，含有維他命C、鉀和胡蘿蔔素，其含量較新鮮水果多。

5 黃豆＊黃豆特有的成分能夠改善血液

黃豆具有極強的抗氧化力，能夠預防血管的動脈硬化

黃豆含有豐富的有效成分。包括具有能夠預防膽固醇值上升而防止動脈硬化的黃豆皂角苷、黃豆異黃酮和卵磷脂。

黃豆皂角苷可以防止過氧化脂質增加，抑制壞膽固醇的氧化。

此外，能夠促進脂質代謝，具有消除肥胖的作用。

黃豆異黃酮則具有類似女性激素雌激素的作用，可以預防動脈硬化。一旦血液中有多餘的脂質時，雌激素能夠將其吸收到肝臟。

而黃豆異黃酮就具有相同的作用，不會讓脂質殘留在血液中。

卵磷脂又稱爲磷脂質。膽固醇或三酸甘油脂等的脂質，爲了溶入血液中，會形成脂蛋白。藉著卵磷脂的作用，能夠回收殘留在血液中的膽固醇，將其運送到肝臟。

另外，黃豆還含有食物纖維、鈣及維他命類等。

豆腐或豆腐皮等黃豆的加工食品也具有同樣的效果

黃豆可以做成各種加工食品，像黃豆粉、味噌、醬油、豆腐、豆腐皮、豆漿、油豆腐塊等，具有各種的加工方法和形態，有效成分卻完全相同。

豆腐皮加工後，鈣質或胡蘿蔔素的含量增加。納豆加工後，則能夠產生有效成分納豆激酶。

因此，每天一定要攝取這類含有豐富有效成分的黃豆或加工食品。

6 堅果類＊含有豐富的抗氧化作用成分

油酸、維他命E等抗氧化物質能減少壞膽固醇

杏仁、核桃、花生等堅果類，含有豐富的單元不飽和脂肪酸油酸。

雖然不飽和脂肪酸具有減少壞膽固醇的作用，但是攝取過多，體內的好膽固醇也會減少。而不飽和脂肪酸的油酸，則具有只減少壞膽固醇的特徵。

此外，維他命E或礦物質硒，也可以藉著抗氧化作用，防止膽固醇氧化。

●堅果類中所含的維他命E以及脂肪酸構成

種類			杏仁（乾）	檟如果（油炸）	核桃（炒）	花生（炒）
維他命E			31.2mg	1.1mg	3.6mg	11.4mg
脂肪酸組成	不飽和	單元	67.5%	60.6%	15.2%	49.8%
		多元	24.4%	17.7%	74.5%	31.4%
	飽和		8.1%	21.7%	10.3%	18.8%

●脂肪酸的種類

脂肪酸
- **飽和脂肪酸**…肥肉等
  ※可以在體內製造出來
- **不飽和脂肪酸**
  能夠減少壞膽固醇，但相反的，攝取過剩，連好膽固醇都會減少
  - **單元不飽和脂肪酸**（油酸）…花生油、橄欖油等
    ※可以在體內製造出來
  - **多元不飽和脂肪酸**………………青魚油、亞油酸等
    ※無法從體內製造出來，必須經由食品攝取
    （也稱爲必須脂肪酸）

7 海帶、海蘊 * 水溶性食物纖維的黏滑有效

墨角藻聚糖、葉綠素、碘等能夠抑制膽固醇增加過多

海藻中所含的藻酸、墨角藻聚糖、鉀、鈣、鎂、丙氨酸等有效成分，能夠改善高血脂和高血壓。

尤其是海帶或海蘊等褐色藻類中所含有的墨角藻聚糖的作用備受注目。

墨角藻聚糖是在褐藻類的表皮附近含量較多的多醣類，爲一種黏滑成分。

該成分具有抑制膽固醇值、血壓、血糖值上升及血液凝固的作用，能夠防止動脈硬化或血栓，而且可以提高免疫力，有效的預防過敏或癌症。

另外，葉綠素或碘，也具有降低膽固醇的作用。

海帶的有效成分多半是屬於水溶性，所以最好飲用海帶水。海帶浸泡在水中，形成濃稠的海帶水，可以飲用。

此外，像松前漬菜等所使用較黏滑的黑海帶或沖繩海蘊，則含有較多的墨角藻聚糖。

有效的健康資訊

藉著墨角藻聚糖的保溼作用，能夠使肌膚滋潤光滑

墨角藻聚糖具有保溼作用。

海中植物褐藻類的生命是水分。曬太陽時，必須避免水分被蒸發，而具有保溼作用的成分，就是黏滑的成分墨角藻聚糖。因此，該成分當然擁有較高的保溼力。

這種保溼力對人體也有效，所以被應用在化妝品的保溼劑中。

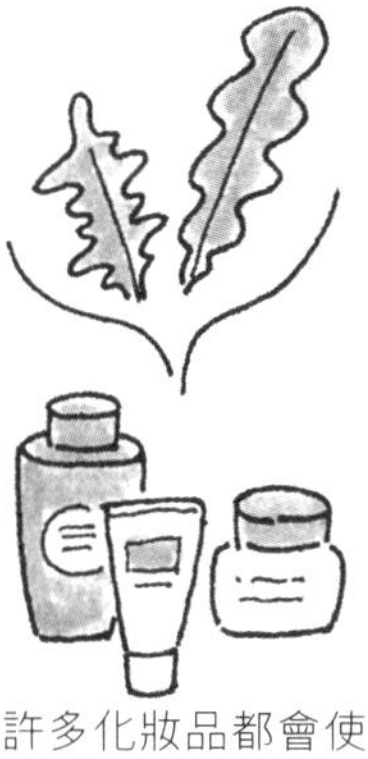

許多化妝品都會使用褐藻類

8 橄欖油＊含有70％油酸的優良植物油

油酸的抗氧化力極佳，有助於降低膽固醇及預防老化

橄欖油中所含的脂肪酸，是屬於單元不飽和脂肪酸中的油酸。油酸會減少壞膽固醇而保持好膽固醇的量，所以能夠維持血液中脂質的平衡狀態。

橄欖油含有70％的油酸，以及β-胡蘿蔔素、維他命E、多酚等。這些都是能夠防止自由基之害的抗氧化物質，所以橄欖油可謂預防老化的特效食。植物油中，只有橄欖油含有β-胡蘿蔔素。然而，大量攝取容易導致熱量過剩，必須注意。

●主要油的亞油酸含量（100g中　單位％）

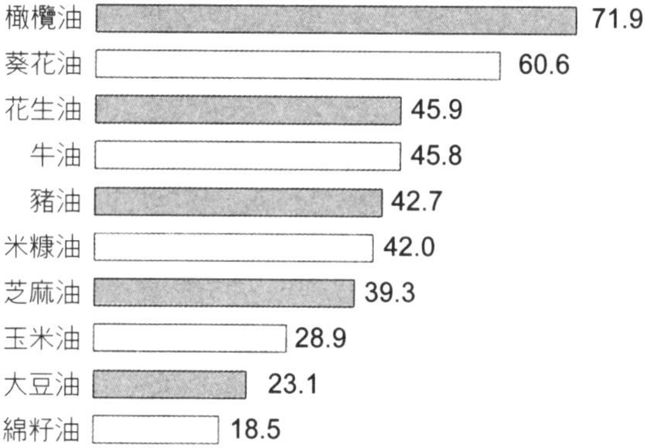

油酸最多的是特級處女橄欖油

橄欖油依製造方法的不同，有各種不同的名稱。

最初榨成的是處女橄欖油，第二次榨出來的稱爲精煉橄欖油。處女橄欖油和精煉橄欖油混合而成的則是純橄欖油。

此外，處女橄欖油依油酸含量的不同，有級數之分。含量最多的是特級處女橄欖油，其次是精煉處女橄欖油，接著是半精煉處女橄欖油。

9 走路＊能夠消耗血液中多餘的脂肪

活動腳可以促進血液循環，使得膽固醇值或血壓保持正常

走路不需要花錢，隨時隨地都可以進行。配合體力而可以解決運動不足問題的有氧運動，就是走路。尤其是能夠消耗血液中的膽固醇、三酸甘油脂或糖分等。只要脂肪或糖分不積存在血液中，就能防止動脈硬化。

因爲能使全身血液循環順暢，所以血壓穩定、心臟活化。有助於保持血液清澈流動，使得血管富於彈性。

●能夠有效促進血液循環的走路方法

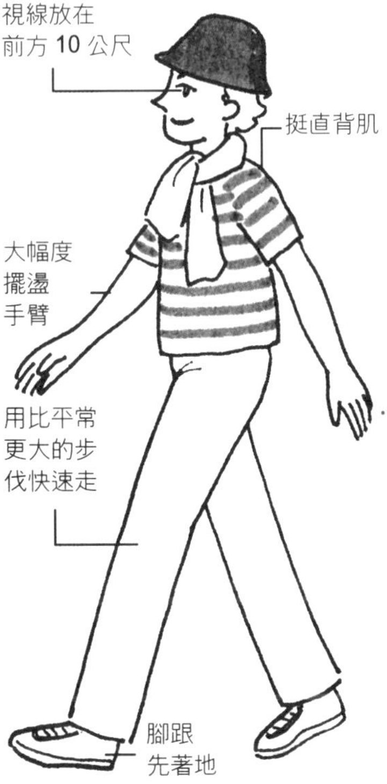
視線放在
前方 10 公尺
挺直背肌
大幅度
擺盪
手臂
用比平常
更大的步
伐快速走
腳跟
先著地

後腳踏地面時，要下意識的將小腿肚伸直。

借助專用鞋保護腳來走路吧！

最好能夠持續進行促使血管和血液活化的走路運動。爲了舒適的走路，首先要注意鞋子的問題，應該選擇不會磨傷腳的鞋子。在腳著地時，如果穿著會使膝蓋產生衝擊感的鞋子，則腳容易受傷。因此，最好選擇走路時能夠緩和衝擊的厚底鞋子，而且腳尖不可碰到鞋子，要留有活動的空間。

此外，有動脈硬化或併發症的人，在走路之前，要先和醫師商量。

濃稠血液——血液凝固會形成血栓

健康清澈的血液具有重要的作用

理想狀態的血液，是指能夠在血管中清澈的流動，將氧及營養運送到全身的血液。血液中含有紅血球、白血球、血小板等3種血球，以及液體成分血漿。

含量最多的是紅血球。紅血球能夠將經由呼吸吸收到體內的氧運送到全身，同時將成爲老廢物的二氧化碳予以回收。

白血球具有免疫機能，能夠保護身體避免受到侵入的細菌或病毒等的感染。

血小板則是在血管受傷時會立刻聚集到患部，發揮修復傷口的作用。

血漿是透明的液體，90％是水分。由食物攝取的蛋白質、醣類、脂質、維他命和荷爾蒙等，都存在於血漿中。血漿負責將營養素送達各臟器。此外，因爲含有血液凝固因子，所以能夠防止血液從受傷的血管流出，具有止血作用。

當血液成分產生變化時會變成濃稠的血液

當血液成分產生變化，血液形成濃稠狀態時，就無法在血管中順暢的流動。那麼引起成分變化的原因是什麼呢？

血液循環容易停滯的部分

人體內有許多毛細血管，複雜分岐的分布到末端，讓血液也能夠到達該處。毛細血管阻塞時，血液無法送達的部分就會壞死、腐爛。

血液循環在細且分岐的毛細血管，尤其在轉彎的部分容易停滯。濃稠血液無法在其中順暢的流動，就會引發閉塞性動脈硬化症。

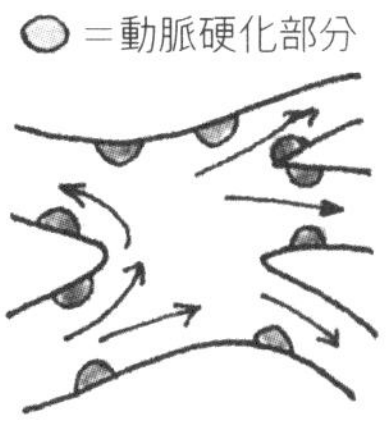

血液容易在血管分岐彎曲的部分阻塞。

原因之一是水分不足。人體必須經常補充水分，一旦缺乏水分，血液中的水分不足，血液中的液體血漿減少，血球中的紅血球、白血球或血小板的比例就會增加。液體成分減少，血液就會形成濃稠狀態。

另外，營養素攝取過剩也是原因之一。血漿中含有來自於食品的營養素，容易受到飲食內容的影響。例如從食品中攝取大量的動物性脂肪，則血液中的膽固醇或三酸甘油脂容易增加過多。含有大量脂肪的血液，就會形成濃稠狀態。醣類攝取過多，也會引起相同的情況。當血液中的脂肪或糖分過多時，紅血球表面就會出現凝固的現象。凝固的紅血球無法在血管中順暢流動，容易阻塞血管。

血管的傷口也會引起血液成分的變化。血管內側的血管內皮細胞剝落時，血小板會聚集過來修復傷口。為了防止出血，血液會凝固。而血小板或血液凝固的固體物過大，就會生成血栓，阻塞血管。如果血管內皮細胞能夠發揮正常機能，血小板就不會凝固，而且即使是生成血栓，也會將其溶解。然而，隨著壓力、年齡的增長、肥胖及動脈硬化等，使得血小板容易凝固，提高生成血栓的機率。

●形成濃稠血液的原因

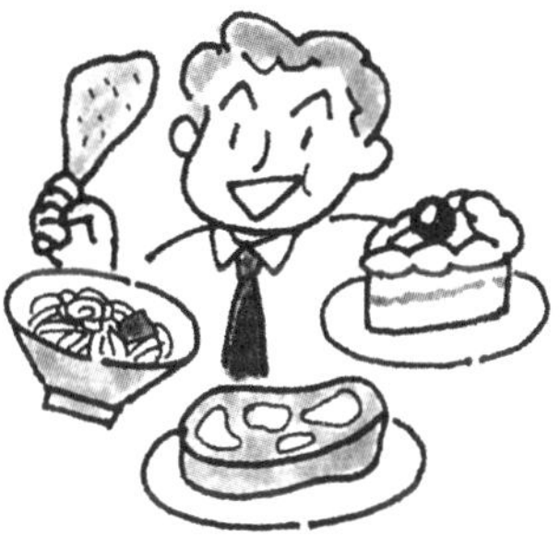

水分不足、攝取過多的脂肪或糖分、血管內壁受傷等，使得血液中的成分產生變化，造成血液流通不順暢。

即使出血，但血液也不會過度凝固的止血構造

如果血管的內皮細胞正常發揮功能，那麼在受傷時就會發揮以下的作用以防止血栓的生成。首先為避免血小板聚集過多，導致凝固，因此會分泌出前列腺環素。此外，為避免血液過分凝固，而會分泌出硫酸乙酰肝素等物質。另外也會分泌出能夠溶解血栓的血纖維蛋白溶酶原活化物質。一旦修復傷口的機能和抑制機能平衡的發揮作用，就能夠修護傷口，同時防止血栓的生成。

血管的構造

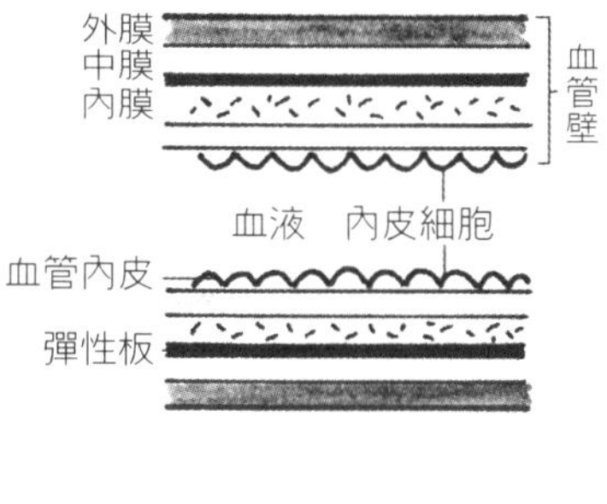

濃稠的血液和動脈硬化兩者並存時導致血液循環不順暢

濃稠的血液無法在血管中順暢流動，如果再加上動脈硬化，就會使得血液的流動惡化，甚至加速動脈硬化，可能會引發危及生命的重大疾病。

引起動脈硬化的原因，包括血管老化及膽固醇攝取過量等。附著於血管壁的壞膽固醇變成氧化的氧化ＬＤＬ，被巨噬細胞吞噬。巨噬細胞吞噬大量氧化的ＬＤＬ而無法消化時，就會變成泡

●動脈硬化與濃稠血液的關係

多餘的膽固醇進入血管壁，變成氧化ＬＤＬ。

⬇

巨噬細胞為了吞噬氧化ＬＤＬ而會進入血管壁內。

⬇

吃得過多的巨噬細胞變成泡沫細胞。

⬇

粥狀的氧化ＬＤＬ從泡沫細胞的殘骸中流出。

⬇

粥狀的凝固體流到血管壁，使得血管狹窄，引起動脈硬化。

⬇

如果有濃稠血液流經狹窄的血管，就更會加速動脈硬化的進行。

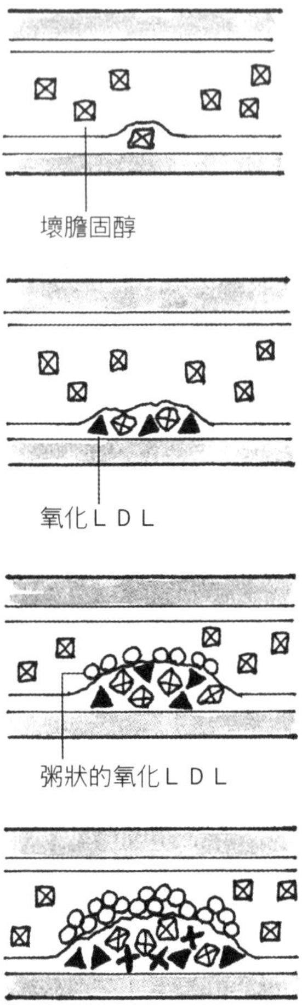

年輕人也不斷增加的動脈硬化

粥狀的氧化ＬＤＬ流出、凝固，引起動脈硬化，就稱為粥狀硬化。

動脈硬化會隨著增齡而增加，但是年輕人攝取過量的動物性脂肪或是因為運動不足、壓力等原因，也會引起動脈硬化。

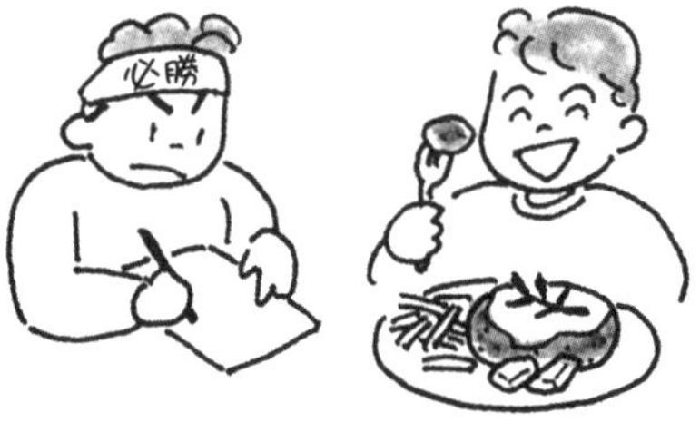

沫細胞，形成殘骸，殘留在血管中。其殘骸也會流出粥狀的氧化LDL，導致血管壁變成粥狀的凝固體，使得血管內變得狹窄，引起動脈硬化。

發生動脈硬化的血管，血管壁增厚，喪失彈性、變硬。血管壁變厚，通道狹窄，血液就無法順暢的流通。當濃稠的血液流過狹窄的血管時，血液循環變得更不順暢，當然就更容易凝固。

●血栓是因爲血小板聚集而形成的

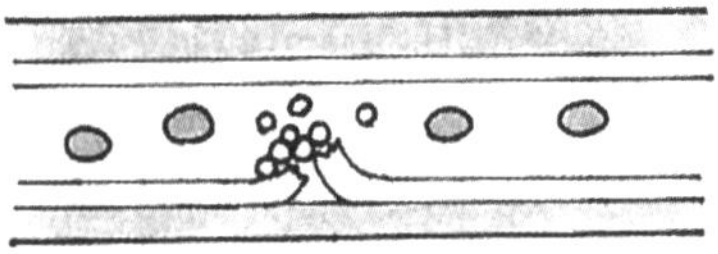

血管壁受傷時，爲了修復傷口，血小板會聚集過來。

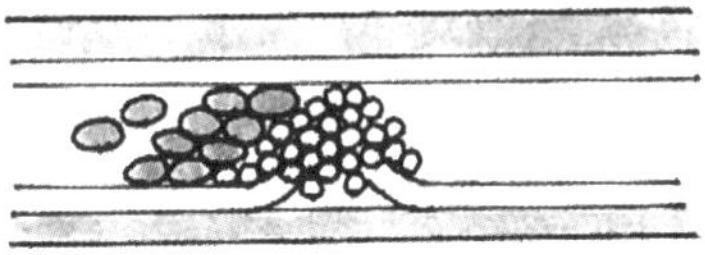

血小板凝固變成血栓，阻塞血管，血液無法流動。

因此，動脈硬化和濃稠的血液相互發揮不良的影響，會使得病情更爲嚴重。

血栓容易造成血液流動停滯

巨噬細胞爲吞噬氧化的LDL而出入的血管壁，受到極大的損傷。爲了修復傷口，血小板聚集形成凝固體。該凝固體就是血栓。血栓阻塞血管，血液無法流通。尤其因爲動脈硬化而血管狹窄時，血栓會阻斷血液循環。

血栓從血管壁剝落，隨著血液循環流動，則稱爲栓塞。栓塞容易阻塞於血管狹窄或分歧的部位，堵住血管。

引起動脈硬化的血管沒有辦法復原

從體外看不到血液或血管，因此很少人會察覺到這種狀態。一旦引起動脈硬化，血管不可能再恢復健康狀態。

此外，動脈硬化有可能會發生在身體中所有的動脈處。尤其像腦動脈、頸動脈、冠狀動脈、腎動脈或股動脈等，一旦發生動脈硬化時，就可能引發嚴重的疾病。

血管分布全身，如果血管富於彈性，就能保持體內年齡的年輕。

因此，平常就要注意生活習慣，努力預防動脈硬化或濃稠血液的出現。只要讓濃稠的血液變成清澈的血液，就能夠阻止動脈硬化的進行。

改善濃稠血液的7種方法

1 納豆＊納豆激酶能夠使血液清澈

納豆的有效成分能夠溶解血栓，防止血管阻塞

納豆能夠維持血液的清澈，應該每天攝取。

具有減少壞膽固醇作用的卵磷脂、能夠促使血液中多餘膽固醇排泄的食物纖維，以及有助於降血壓的黃豆蛋白、亞油酸、皂角苷等，都是納豆中所含的主要成分，具有使血液保持正常狀態的作用。另外，還含有維他命K、E、B_6及鈣、鉀、鎂等成分。

只有納豆中才有的有效成分納豆激酶，能夠防止血液中生成血栓。納豆激酶是一種酵素，是在黃豆加工成納豆時所產生的成分。

這種成分能夠有效的防止血栓阻塞血管所引起的心肌梗塞或腦梗塞等缺血性心臟病，以及眼睛血管閉塞所引起的視網膜靜脈閉塞症或視網膜動脈閉塞症等。

晚餐食用能夠預防早上發作

納豆激酶會直接對製造血栓的纖維蛋白產生作用，將其分解。這種作用可以預防血栓。

一般而言，血液濃稠而容易阻塞時，會使用尿激酶。此種藥物是溶解血液的酵素。納豆激酶也具有同樣的作用，效果可以持續8小時。因此，想在血液濃稠度最高、發作危險度較高的清晨產生效果，則最好在晚餐時攝取納豆。

2 鯖魚＊富含使血液循環順暢的成分

鯖魚脂肪中所含的EPA或DHA能夠溶解血栓、保持血液的清澈

魚的脂肪是多元不飽和脂肪酸，由於人體內無法生成，所以只能由食品中攝取。而鯖魚脂肪中含量豐富的EPA（二十碳五烯酸）及DHA（二十二碳六烯酸），是其他食品所無法攝取到的珍貴有效成分。

EPA和DHA都能夠預防血液凝固，具有溶化已生成的血栓的效果，而且可以減少血液中的壞膽固醇，促使好膽固醇增加。

●DHA含量較多的海鮮類

烤鰻 100g	1.5
黑鮪魚 50g	1.5
鰤魚 80g	1.4
鯖魚 80g	1.4
秋刀魚 100g	1.4
嘉鱲 70g	1.4
鰤魚 80g	1.3
黑鮪魚 50g	1.2
去頭尾剖開曬乾的鯡魚 50g	1.0
霸魚 80g	1.0

（一餐份 單位g）

●EPA含量較多的海鮮類

鯖魚 80g	1.5
幼鰤（養殖）80g	1.2
近畿魚 80g	1.2
遠東沙腦魚 80g	1.1
烤鰻 100g	0.9
秋刀魚 100g	0.8
嘉鱲(養殖)70g	0.8
鰤魚 80g	0.7
黑鮪魚 50g	0.7
去頭尾剖開曬乾的鯡魚 50g	0.7

（一餐份 單位g）

最好以生魚片或煮魚的方式來攝取EPA與DHA

脂肪較多的鯖魚含有豐富的EPA和DHA。想要有效的攝取，則最好是以生魚片或煮魚的方式食用，同時飲用溶出脂肪成分的湯。

多元不飽和脂肪酸是液狀的油，若是採取燒烤的方式食用，油會滲出，容易減少有效成分。

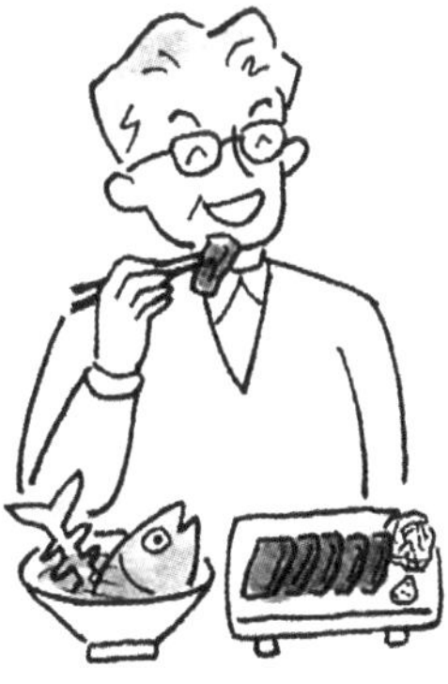

1 天要吃 1 種魚類料理。

3 大蒜＊能夠溶解已生成的血栓

氣味的根源成分蒜素能促進血液循環及新陳代謝

提到大蒜，容易讓人聯想到其獨特的臭味及恢復疲勞作用。但除此之外，大蒜還有很多效果。

而其效果的根源，就在於大蒜中所含的有效成分蒜素。蒜素是在切或拍碎大蒜時所產生的物質，爲氣味的根源。

蒜素的效果之一是擴張末梢血管的作用。末梢血管擴張時，血管中血液順暢流動，就能促使全身血液循環順暢，新陳代謝旺盛。可以防止血液凝固，預防血栓的生成。效力極佳，甚至能夠溶解血液中所生成的血栓。

具有提高自然治癒力的作用，並修復血管壁所形成的傷口。

此外，能使血液中的脂肪燃燒，減少壞膽固醇，增加好膽固醇。同時提高胰臟的功能，促進胰島素的分泌，具有降低血糖值的作用。

蒜素是能夠使血液維持最佳狀態的有效成分。

與維他命E、B_1併用更能提高效果

大蒜與含有維他命E和維他命B_1的食品一併攝取，更能強化有效成分的作用。

蒜素與維他命E一併攝取，能夠減少壞膽固醇。與維他命B_1一併攝取，則會在體內合成蒜硫胺。

促進新陳代謝的維他命B_1無法儲存在體內，非常容易缺乏。但蒜硫胺卻可以儲存，所以可以有效的促進新陳代謝。

有效的健康資訊

與肉類或乳製品一併攝取，可以減少大蒜的蒜臭味

討厭蒜臭味的人，可以與肉類一起烹調。蒜素與蛋白質結合，臭味就會蒸發。

另外，也可以和帶有香氣的荷蘭芹、西洋芹、水芹、青紫蘇等葉綠素一併攝取。和這些具有消臭效果的蔬菜一起炒，就能夠提高美味度，抑制臭味。食用之後，不妨再吃點冰淇淋或優格等含有蛋白質的乳製品。此外，像綠茶、薄荷茶或中國茶等，能夠使口中清爽，具有抑制口臭的效果。

盡量攝取加熱炒熟的大蒜，避免食用生大蒜

大蒜必須經常攝取才有效。每天適量爲1～3片。刺激性強，一次大量食用容易損害胃腸，引起胃痛或腹瀉。

如果每天食用，一定要加熱。生大蒜的作用比加熱後的大蒜更強，對身體會造成不良的影響。

大蒜具有殺死細菌或傷寒菌等的強力殺菌作用，但是每天攝取生大蒜，則會殺死體內所需的恆存菌。另外，由於具有強力溶解血液的作用，所以可能會引起貧血，對胃腸也會造成強烈的刺激。因此，若是經常攝取，則最好加熱後再食用。

●蒜油的作法

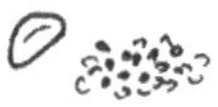

①大蒜切碎，或是切成個人喜歡的大小。

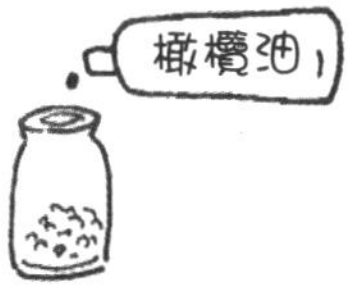

②準備好空瓶，將①放入其中，加入橄欖油。

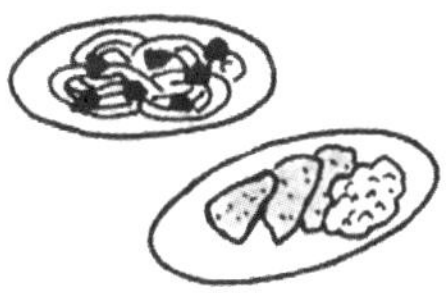

可以搭配義大利麵料理，在煎雞肉和沙丁魚時也可以使用。對於想要持續攝取少量大蒜的人而言，這是非常方便的油。橄欖油是富含油酸的油，即使攝取過多，也不會使好膽固醇減少。

4 銀杏葉精＊對全身的血管、血液有效

類黃酮配糖體能夠改善動脈硬化 銀杏苦內酯能夠抑制血栓，促進血液循環

銀杏葉對心臟和肺有效，在中國當成生藥使用。後來，德國、法國的醫藥品廠商開發出銀杏葉精，成爲促進血液循環的有效藥品，銷售至世界各地。在日本，並非當成醫藥品，而是當成健康食品販賣。

銀杏葉精所含的主要有效成分，包括40種類黃酮配糖體及萜內酯等。這些成分能夠促進毛細血管的血液循環，保持血液循環順暢。

類黃酮配糖體是存在於紅葡萄酒中的一種多酚。該成分具有抗氧化作用，能夠防止壞膽固醇氧化，引起動脈硬化。

萜內酯包括銀杏苦內酯或白果內酯等物質。銀杏苦內酯具有抑制血小板活化的因子附著於動脈壁的作用，能夠防止血小板增加而使血液變得濃稠，預防血栓的生成。

銀杏葉精則能夠有效的恢復記憶力，治療手腳冰冷症等。

銀杏葉精的重點在於含量

將銀杏葉精當成醫藥品來處理的歐洲，對銀杏葉精的規定條件是類黃酮配糖體佔24％、萜內酯佔6％。而將其當成健康食品的日本，也以同樣的含量當成品質安全的標準。

銀杏葉精因製法或原料葉子品質的不同，組成成分也有差異。因此，一定要閱讀成分標示，檢查是否符合品質安全標準。

銀杏葉精有錠劑和液狀。無論是何種，都要避免選購便宜或含量低的。

5 就寢前、起床時的水＊水分能夠改善濃稠的血液

就寢時，血液容易因缺乏水分而變得濃稠 只要睡前和起床時喝水就能改善這個問題

人體在睡眠時，會因流汗和呼吸而失去水分，需要大量補充水分。但是和白天活動不同，無法充分補充，所以在起床時，身體容易出現缺水狀態。

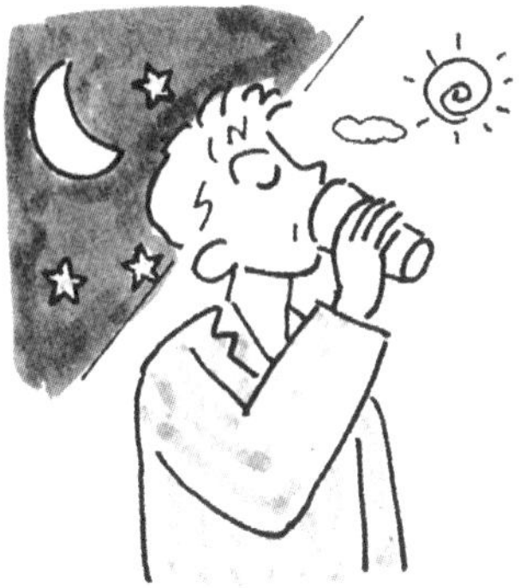

補充水分就能降低血液的濃稠度。

血液則會因爲缺乏水分而增加黏稠性。濃稠血液容易凝固，成爲動脈硬化或血栓的原因。早上至中午，腦梗塞或心肌梗塞容易發作，被稱爲「魔鬼時間帶」，理由就在於此。

建議各位，在就寢前和起床時喝水。就寢前補充水分，能夠緩和就寢時水分不足的現象，防止血液變得濃稠。而早上起床時喝水，就能補充就寢時流失的水分，使得血液容易流通。

尿液的顏色變深時要充分補充水分

半夜起床上廁所，尿液顏色變深表示缺乏水分，血液變得濃稠。因此，最好在枕邊擺水，就算是半夜也要補充水分。

在夏天運動時或泡澡前後，都要積極的補充水分。口渴前喝水，是使血液保持清澈狀態的重點。

此外，絕對禁止用果汁或運動飲料代替水每天飲用。糖分攝取過量，會使血糖值上升，導致肥胖。

6 泡溫水澡＊利用38～40度的溫水防止血液凝固

溫水澡能夠促進血液循環，使血壓下降 熱水澡容易使血液凝固

泡42度以上的熱水澡，體內水分蒸發而缺乏水分時，則血液中的血小板會附著於動脈壁，血液容易凝固。

亦即血液會變得濃稠，容易生成血栓。血壓也會上升，提高危險性。在泡澡時或剛泡澡後，心肌梗塞或腦梗塞容易發作，其原因就在於此。

然而，38～40度的溫水澡，作用則完全相反。能夠溶解血栓，同時促使副交感神經發揮作用，身心放鬆，心跳次數降低，血壓也會下降。血液循環順暢，就能使血液和血管保持良好的狀態。

不過，要避免泡太久。就算是溫水澡，最多也只能泡10分鐘。

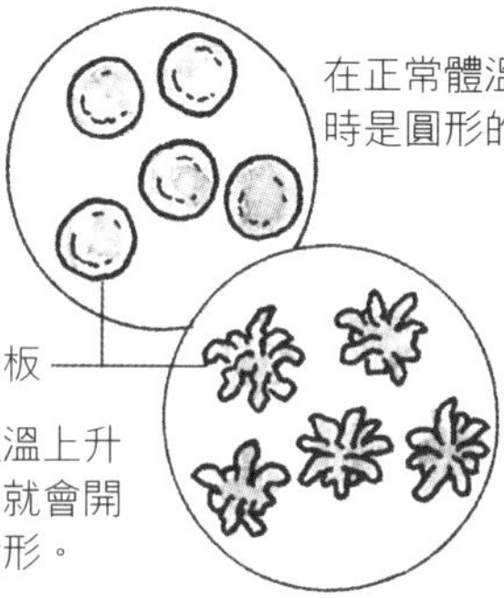
血小板
當體溫上升時，就會開始變形。

泡熱水澡時，血小板會變形，容易附著於血管壁，生成血栓，要注意。

水的高度很重要，不要泡到肩膀以上

水壓會對心臟造成多餘的負擔，所以浴缸內水的高度不要超過肩膀。如果浴缸很深，則可以減少水量，或在裡面放置椅子，坐在椅子上泡澡。只要花點工夫，就能減輕對心臟的負擔。血壓偏高的人，尤其要特別注意。

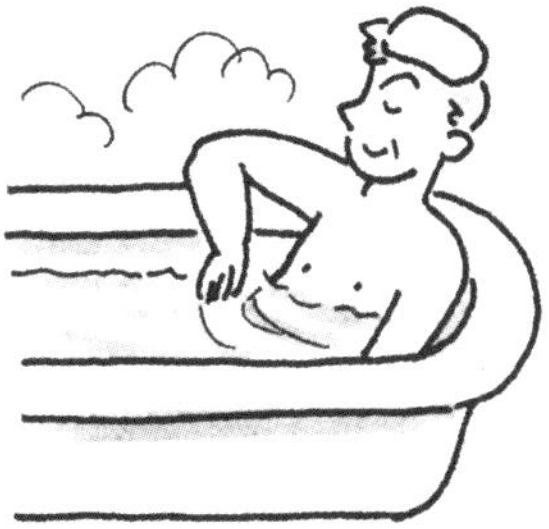

歐美型的浴缸水壓較低，對於心臟負擔較少。如果要泡澡，則高度只能到達「乳頭爲止」。

7 戒煙＊能夠停止血管年齡的老化

戒煙使得動脈硬化或血栓的危險度銳減

煙中的有害物質尼古丁會使壞膽固醇增加並氧化，同時還會使血管收縮，阻塞血管，變成容易生成血栓的狀態。亦即加速血液變得濃稠，造成血管年齡增加，動脈硬化持續進行。

此外，關於癌症的發症率，吸煙者罹患癌症的機率高於非吸煙者。

另外，各位要切記二手煙的害處。待在吸煙者的身邊，不吸煙的人也會吸入傷害度極高的二手煙。尤其對兒童的不良影響特別大。

嘗試各種方法巧妙的克服脫癮症狀，即使失敗也不要放棄

要戒除長期吸煙的習慣並不容易。

脫癮症狀的依賴尼古丁時間約持續1分鐘，所以如何克服這種症狀是戒煙的重點。

不妨試著找出幾種適合自己戒煙的方法。

即使失敗也不要放棄，一定要再接再厲。

近來，有些醫院開設戒煙門診，可以前往洽詢。

●想吸煙時可以這麼做！

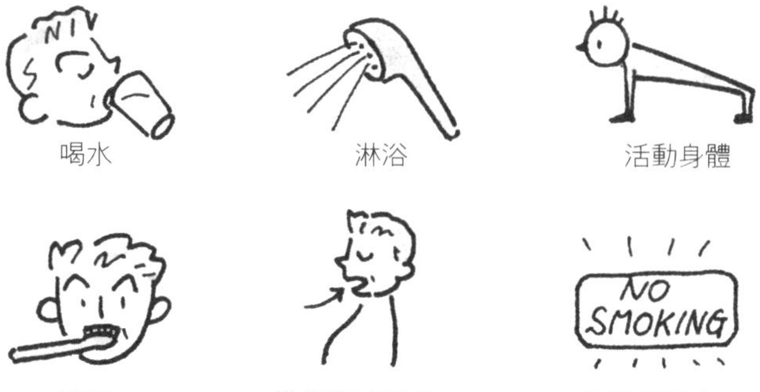

喝水　淋浴　活動身體

刷牙　進行腹式呼吸　到禁煙區去

黏稠血液——高血糖引起糖尿病

血糖增加過多會使血液黏稠

人體藉由食品攝取各種營養素，而醣類也是不可或缺的營養素之一。

醣類可以經由穀類、砂糖、水果、芋類等食品攝取到體內，轉化成糖原，儲存在肝臟或肌肉中。或是轉化爲葡萄糖，進入血液中，運送到全身細胞，成爲活動肌肉時所使用的熱量。

血液中葡萄糖的濃度稱爲血糖值。血糖值上升時，胰臟會分泌胰島素，使得血糖值恢復正常狀態。

不過，醣類攝取過多時，沒有消耗掉的葡萄糖會殘留在血液中，造成血糖值上升，胰臟開始分泌胰島素。然而，葡萄糖過多，需要大量的胰島素，胰臟就會變得疲勞，功能衰退，逐漸變得無法順暢的分泌胰島素，最後血糖值更爲上升（高血糖狀態），血液變得黏稠，容易凝固。

●黏稠血液的形成

從食物中攝取太多的醣類。

未消耗的葡萄糖殘留在血液當中，血糖值上升。

爲了降低血糖值，胰臟分泌胰島素。

血液中的葡萄糖過多時，胰臟必須大量分泌胰島素而變得疲勞。

胰臟功能衰退，胰島素的分泌量減少。

血液中的葡萄糖持續增加，血糖值也不斷的上升。

形成高血糖的黏稠血液。

飯後血糖值會上升，2小時之後恢復爲正常值

血糖值經常產生變化，尤其在飯後，血糖值通常會上升。

如果是健康的人，飯後血糖值上升時，胰臟就會分泌胰島素，將葡萄糖吸收到細胞內，成為熱量消耗掉。

因此，飯後1小時血糖值開始下降，2小時後就會恢復正常。

高血糖使得血液和血管受損

形成高血糖時，血液的成分紅血球會產生變化。健康血液的紅血球具有柔軟性，能夠順暢的流入毛細血管等細小的血管中。

然而，變成高血糖時，紅血球喪失柔軟性而變硬，複數的紅血球黏在一起，在細小的血管處容易阻塞，成爲血栓發生的原因。

高血糖的黏稠血液也會損傷血管。血液中的糖與血管中的蛋白質結合，會製造出糖化蛋白。

糖化蛋白不能發揮蛋白質的機能，在體內無法順暢的被代謝掉，是不好的蛋白質。而且糖化蛋白會損傷血管，容易引起動脈硬化。

另外，處於高血糖狀態時，壞膽固醇會變質，附著於血管壁，加速動脈硬化。

●高血糖會使紅血球產生變化

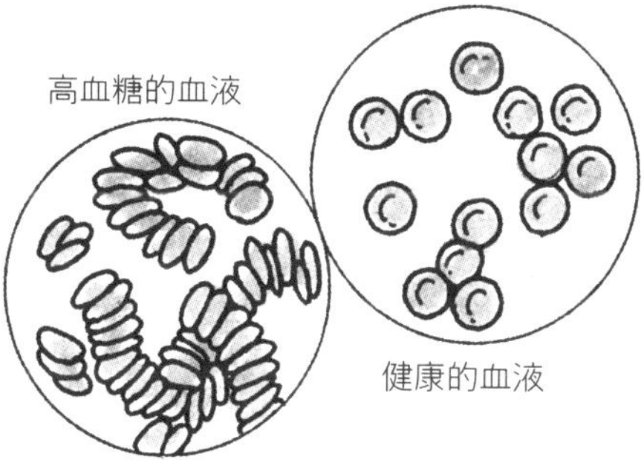

健康血液的紅血球爲球形，富於彈性。一旦出現高血糖狀態時，紅血球會重疊在一起或凝固。

胰臟所分泌的胰島素量因人而異

胰臟所分泌的胰島素是一種激素，具有將血液中的葡萄糖吸收到細胞內的作用。

分泌出來的胰島素量因人而異。

有些人因為遺傳體質的影響，胰島素的分泌量較少或是機能較弱。

這類型的人容易罹患高血糖症，要注意。

放任高血糖不管會引起糖尿病

血糖值無法下降，持續高血糖狀態，就會罹患糖尿病。血液中多餘的葡萄糖進入尿液中，排出體外，引起糖尿病。

血糖值正常時，血液中的葡萄糖被腎臟的腎小管再吸收，就不會排到尿中。而葡萄糖過剩時，腎小管來不及吸收，則無法再吸收的葡萄糖就會排到尿中。

葡萄糖過多而胰島素減少時，身體的細胞無法吸收葡萄糖，就無法確保熱量源。因此，細胞只好利用脂肪或蛋白質來代替葡萄糖，當成熱量源。

結果皮下脂肪和肌肉減少而消瘦。一旦到達這種狀態，表示糖尿病已經惡化得相當嚴重。

●胰島素的分泌減少時

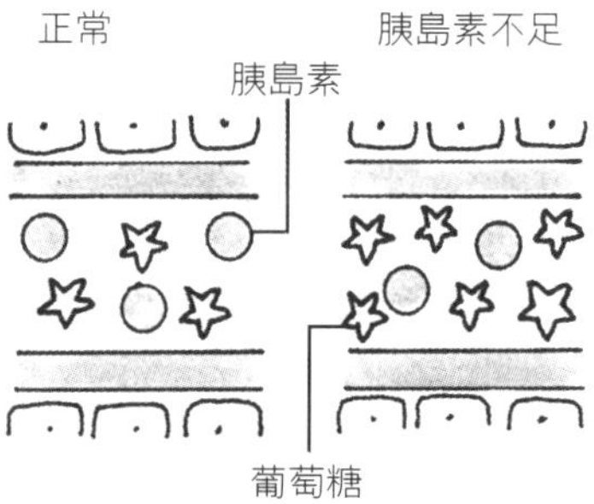

細胞藉著胰島素的作用吸收葡萄糖，當胰島素不足時，多餘的糖無法被吸收到細胞內，因此，未被消耗掉的葡萄糖會增加更多。

不改善黏稠血液，全身會引起糖尿病的併發症

放任形成高血糖的血液不管，並不會使症狀好轉。

如前所述，形成高血糖狀態時，糖與蛋白質結合，變成糖化蛋白。糖化蛋白會釋出不穩定的氧（自由基），使

糖尿病有2種

糖尿病分為1型糖尿病（胰島素依賴型糖尿病）和2型糖尿病（胰島素非依賴型糖尿病）。

1型是因為自體免疫機能發生異常，胰臟細胞遭到破壞，幾乎無法分泌胰島素所引起的。

2型則是因為生活習慣或擁有容易罹患糖尿病的體質造成的。胰島素的功能降低或不足時，也會出現這種現象。95%的糖尿病都是2型糖尿病，1型糖尿病只佔少數。

●高血糖（糖尿病）的併發症

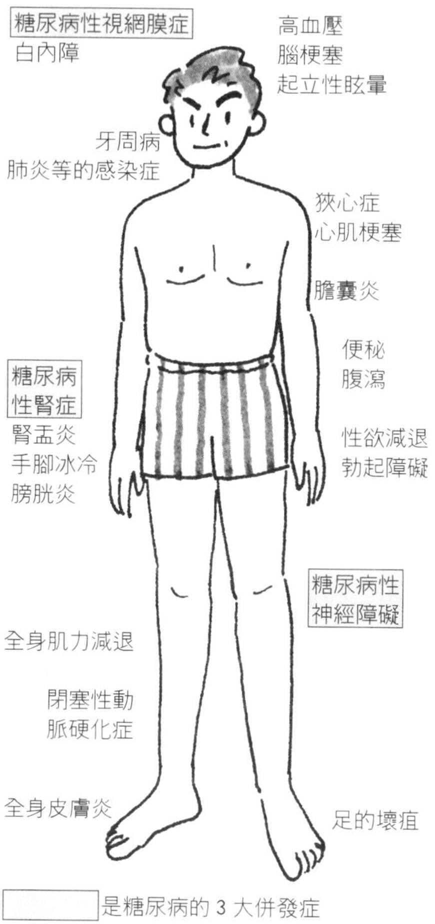

得蛋白質氧化，亦即引起生鏽。

糖尿病的併發症會遍及全身，原因在於除了動脈硬化進行之外，身體各處不斷氧化的緣故。

當血液形成高血糖狀態時，即使進入糖尿病的初期階段，也不會出現自覺症狀。等到發現時，全身都已經氧化，而且多半會引起如左圖所示的併發症。

有的併發症是經過長時間潛伏才發症，有的則是突然發症。通常是數種併發症同時進行，一旦形成重症疾病時，甚至會危及生命。

經過健康檢查而發現高血糖時，即使沒有自覺症狀，也要立刻接受治療。

糖尿病的3大併發症

在糖尿病的併發症中，發作率最高的就是糖尿病性神經障礙、糖尿病性視網膜症與糖尿病性腎症，這3者合稱為糖尿病的3大併發症。

糖尿病性神經障礙是高血糖使得神經纖維傳遞能力降低所致。末稍神經及自律神經等出現毛病，會引起各種症狀。

糖尿病性視網膜症則是，眼睛的毛細血管受到高血糖的損傷所致。會造成視力減退或失明。

糖尿病性腎症則是，腎臟毛細血管受損所致。腎臟處理老廢物的能力降低，有害物質積存在血液當中。因此，對全身會造成各種不良的影響，甚至引起尿毒症而致死。

高血糖是防氧化機能減弱的證據，最好盡早開始治療

黏稠血液最可怕之處是，等到出現自覺症狀時，糖尿病或動脈硬化已經惡化到相當嚴重的程度。持續飲食過量或運動不足的人，爲了避免出現高血糖的症狀，一定要定期接受檢查。

此外，容易罹患糖尿病的體質也會遺傳，亦即遏止體內氧化現象（生鏽範圍擴大）的力量較健康人弱，所以同樣要定期接受檢查。

檢查項目包括問診、血液檢查、尿液檢查、心電圖、X光、眼底檢查及測量腳踝的血壓等。測量腳踝血壓的目的，在於觀察腳踝和肱部的血壓比率，藉此了解是否容易引起閉塞性動脈硬化症等。血液檢查則除了測量空腹時的血糖值之外，還要進行75g經口葡萄糖耐量實驗。飲用葡萄糖水溶液30分鐘後、1小時後、2小時後，測量血糖值。

血糖值經常改變，容易受身體狀況的影響，有時必須複檢。

檢查結果雖不是高血糖但已經到達界限區的人，爲了避免惡化，必須重新評估生活習慣，每年檢查幾次。

如果是高血糖，則即使沒有自覺症狀，也要立刻接受治療。治療是以使血糖值恢復正常的食物療法爲主。避免飲食過量，減少攝取脂質或醣類。尤其不要攝取含有豐富果糖的水果。配合運動療法，能夠提高食物療法的效果。依症狀進行程度的不同，有時可以採取藥物療法。

其他病因也可能引起高血糖

糖尿病以外的病因，也會使得血糖值上升。像胰臟癌或胰臟炎等，罹患胰臟的疾病時，胰臟的機能減退，胰島素分泌減少，就會使得血糖值上升。

此外，肝炎和肝硬化等肝病，也會引起高血糖。出現甲狀腺機能亢進症及庫興症候群等激素分泌異常時所產生的疾病，也會引起高血糖。

這時一定要治療原因疾病。

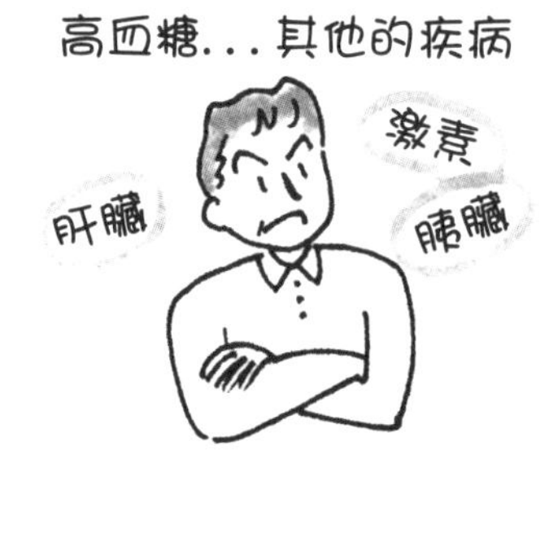

一旦形成黏稠血液會變成何種情況？

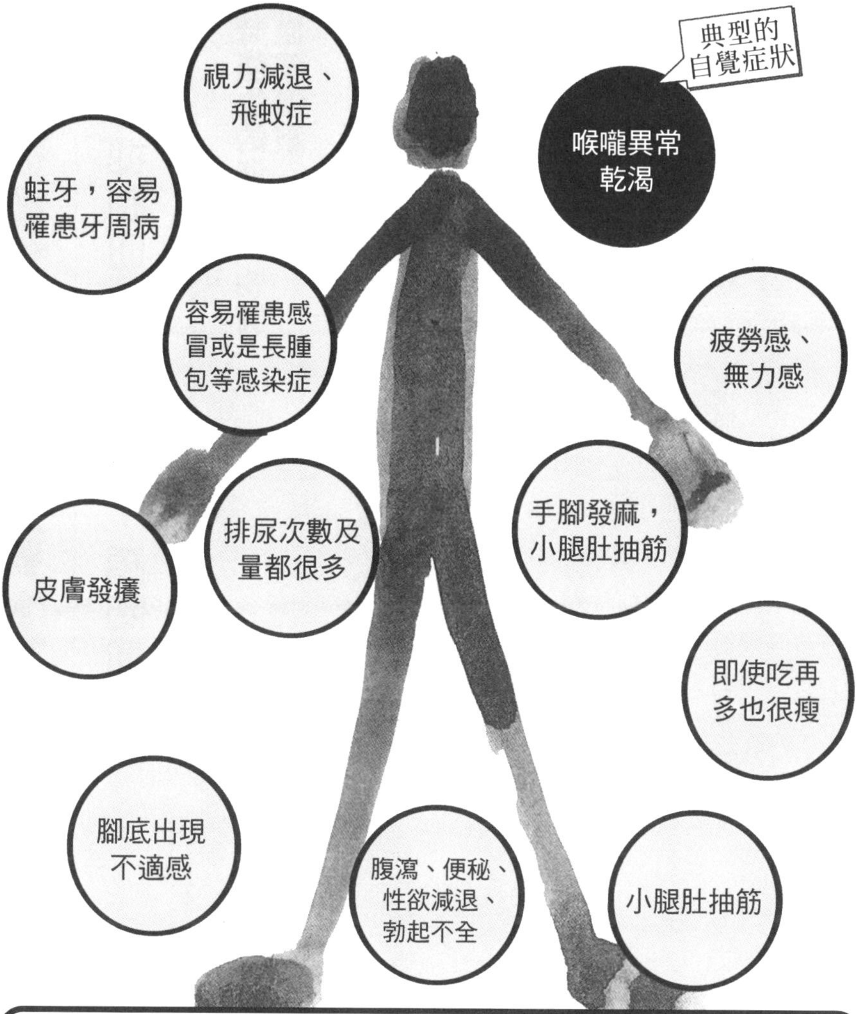

成為診斷標準的徵兆

- 因為黏稠血液，喉嚨變得非常乾渴，多餘的糖分和體內的水分一起成為尿排出體外，結果身體出現缺水狀態。健康人 1 天喝的水量約為 1 公升。如果是糖尿病，則可能會喝 2 ～ 5 公升。隨時在寶特瓶裡裝水，即使半夜起來上廁所，也一定要喝水。
- 放任黏稠血液不管，血液循環不良，會引起細菌或病毒的感染，容易出現蛀牙或腫包。
- 空腹時血糖值上升，正常下限值不到 110 ㎎／ dl。
- 經口葡萄糖耐量試驗的 2 小時後血糖值上升，正常值不到 140 ㎎／ dl。

改善黏稠血液的5種方法

1 洋蔥＊抑制血糖值的上升，預防血栓

切洋蔥時產生的催淚性物質能夠使血液清澈

洋蔥是蔥屬蔬菜，其同類包括長蔥、韭菜、大蒜等。因爲是同類，所以效果和大蒜非常相似。不過，洋蔥含有只有洋蔥才有的某些有效成分。

調理前尙未切過的洋蔥，含有異蒜氨酸。但在切洋蔥而使其細胞受損時，異蒜氨酸會和蒜酶產生反應，變化爲催淚性物質。切洋蔥時，眼睛疼痛、流淚，就是因爲異蒜氨酸變成催淚性物質的緣故。催淚性物質具有和其他成分反應的性質，因反應的不同，有時會生成各種含硫化合物。

催淚性物質產生的許多含硫化合物，能夠防止血液凝固，使得血液清澈。此外，還具有消除自由基的作用。

加熱之前，切好的洋蔥先擱置15分鐘以上

無論是生吃或加熱，洋蔥的有效成分效果都一樣。

不過，在切完後立刻加熱，無法產生某些含硫化合物。這時，只要將切過的洋蔥擱置15分鐘以上再加熱，就不會喪失其功效。

要充分得到洋蔥整體的有效成分，就要牢記：「切完後擱置一會兒」。

使血糖值或血壓恢復正常，防止併發症惡化 可以當成生活習慣病的預防食物

具有多種功效的洋蔥，最棒的一點是能夠抑制血糖值的上升。雖然可以利用化學製劑來抑制血糖值，但是有時效果太強，反而會引起低血糖的症狀。

洋蔥不像化學製劑具有速效性，等到血糖值下降到正常狀態後就會停止，不會使血糖值下降過度。

此外，洋蔥特有的黃色色素成分槲皮黃酮備受注目。槲皮黃酮也是一種多酚，具有極高的抗氧化力，能夠有效的抑制黏稠血液所造成的氧化（生鏽擴大）。因此，可以防止高血壓或動脈硬化的進行及老化。

另外，環蒜氨酸物質具有溶解血栓的作用。

切過的洋蔥擱置時，催淚性物質會產生丙基甲二硫這種含硫化合物。該成分能夠防止血液中的血小板凝集。

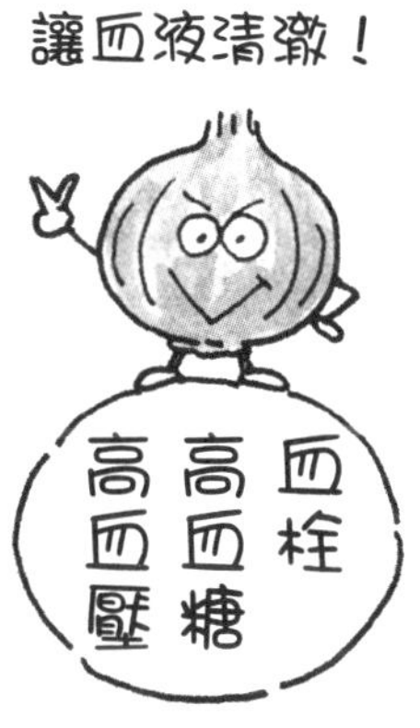

每天攝取4分之1個新鮮洋蔥

每天攝取50 g洋蔥，就能發揮其效能。50 g約爲4分之1個洋蔥。

辣味較強的洋蔥，含有豐富的有效成分，效果更大。此外，新鮮的洋蔥辣味較強，最好趁早吃完。

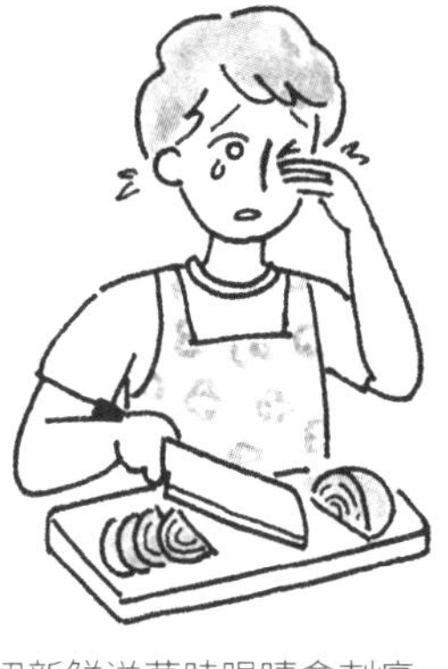

切新鮮洋蔥時眼睛會刺痛。

2 黏滑蔬菜＊抑制飯後血糖值的上升

【秋葵】富含能夠穩定血壓的鉀

切秋葵時會產生黏滑物質。該物質含有食物纖維的水溶性果膠及黏蛋白等成分。

水溶性果膠能夠促進腸的蠕動，抑制腸內膽固醇的吸收，防止膽固醇增加過多。

黏蛋白則具有抑制醣類吸收的作用。

另外，還具有許多功效。鉀能夠促進鈉的排泄，使血壓穩定。而β-胡蘿蔔素能夠防止脂質氧化。

【埃及皇宮菜】產生黏滑物質的生食方式，能夠有效治療高血壓和高血糖

埃及皇宮菜中所含的黏蛋白、胡蘿蔔素、鎂、鋅及維他命B_1、B_2等，能夠使血液清澈。

黏滑物質的根源黏蛋白，能夠抑制醣類的吸收並將其排泄，同時促進蛋白質的分解。然而，加熱會使其喪失效力，最好生吃。加熱時用滾水燙過，而且爲避免溶出水溶性的維他命類，一定要充分去除水分。

蔬菜中含有豐富的蘿蔔素，能夠防止膽固醇或三酸甘油脂等脂質氧化而附著於動脈壁。另外，維他命B_1、B_2可以使糖分和脂質有效的轉化爲熱量，避免多餘的糖分或脂質殘留在血液中。

鋅是胰島素的材料，鎂則能夠使胰島素的功能順暢。兩者都能保持血糖值的正常。

●埃及皇宮菜的吃法

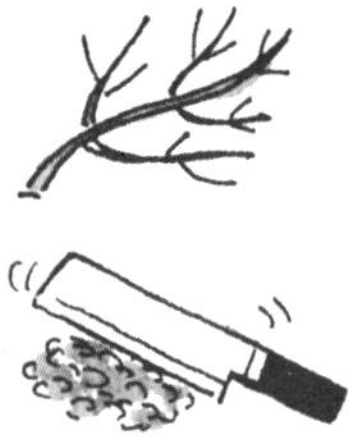

從硬莖上摘下葉子，可以燙來吃，用菜刀切碎，產生黏性，更能使有效成分增加。

【山藥】澱粉酶和黏蛋白等成分發揮作用，改善高血糖的血液

山藥的效果極佳，尤其能夠有效的改善高血糖的狀態。

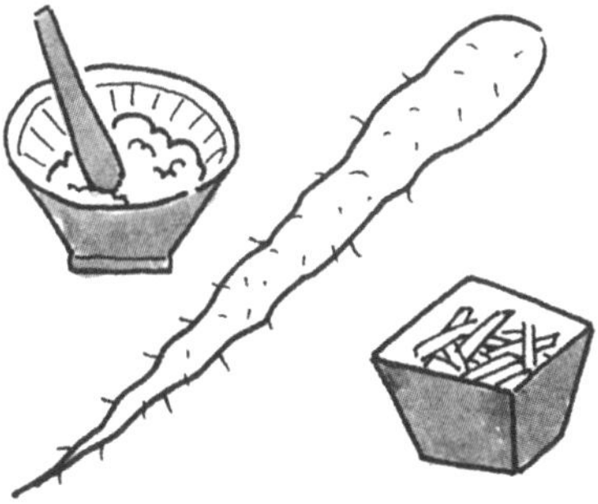

山藥不要加熱，磨碎成山藥泥或是切絲生吃，就能攝取到黏滑成分。

山藥的黏滑是黏蛋白所致。

黏蛋白在腸中會包住其他食物，使醣類緩慢的被吸收。這種作用能夠抑制飯後血糖值急速上升，同時可以避免胰島素分泌過剩，有效的控制血糖值。

山藥中富含胰島素分泌不可或缺的鎂和鋅等有效成分，以及維他命B_1、B_2。這些都能促進血液中葡萄糖的代謝。另外，還包括有效成分澱粉酶。澱粉酶是消化醣類的酵素，可以防止血液中殘留糖分。

黏滑成分愈多的山藥，藥效成分也最多。

【芋頭】最適合需要限制熱量的人

芋頭含有黏滑成分黏蛋白及鎂、鋅、維他命B_1等有效成分。

此外，還具有能夠有效降低血壓或膽固醇值的半乳聚糖。

雖然利用煮的方式烹調容易使得黏蛋白流失，但是卻能充分攝取到其他成分。

和其他山藥類相比，熱量較低。

罹患糖尿病、高血脂或因肥胖而需要限制飲食時，這是最適當的食品。

100g的芋頭中，熱量爲58卡。

3

茶類＊可以避免血糖增加過多

【芭樂茶】多酚能夠防止血糖值上升

芭樂茶，是將熱帶地區的芭樂葉乾燥，利用滾水浸出的物質。

茶中含有芭樂葉多酚物質。該成分能夠抑制分解醣類的酵素活化，延遲醣類的吸收，只讓必要量的少量葡萄糖緩慢的被體內吸收。

藉著這種作用，能夠防止醣類吸收過多，抑制飯後血糖值上升，同時避免胰島素過剩分泌。

【桑葉茶】特有的成分能降低血糖值，預防糖尿病

自古以來，桑葉在中藥中就被當成治療糖尿病的藥物來使用。到底其有效成分爲何，目前還不得而知。

直到最近，根據日本神奈川縣衛生研究所・食品藥品部的研究發現，桑葉中特有的1-脫氧野尻黴素（DNJ）能夠抑制血糖值的上升。

1-DNJ是能夠將糖分解爲葡萄糖的酵素，能夠抑制α糖苷酶的作用。因此，可以避免葡萄糖過剩，同時抑制血糖值的上升。

桑葉能夠保持胰臟的機能，具有使胰島素正常分泌的作用。

此外，可以改善高血壓，減少膽固醇或三酸甘油脂，所以桑葉能有效預防糖尿病。

不過，飯前飲用桑葉茶才能抑制血糖值，飯後飲用則無法發揮效果。

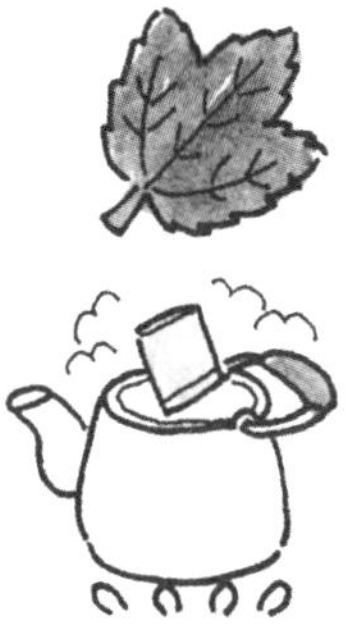

可以利用市售的桑葉茶，煮好後於每餐飯前飲用。

【匙羹藤茶】匙羹藤酸能夠抑制腸內的醣類吸收 防止血糖值上升或胰島素分泌過剩

匙羹藤茶的原料是原產於印度的藤蔓性馬鈴薯科匙羹藤植物的葉。2500年前，古印度傳承醫學「阿尤爾威達」就已經將匙羹藤當成糖尿病的民俗藥來使用。

飲用匙羹藤茶，藉著匙羹藤酸的作用產生甘甜味時，舌頭器官會麻痺，即使攝取甜食，也感覺不到甜味。

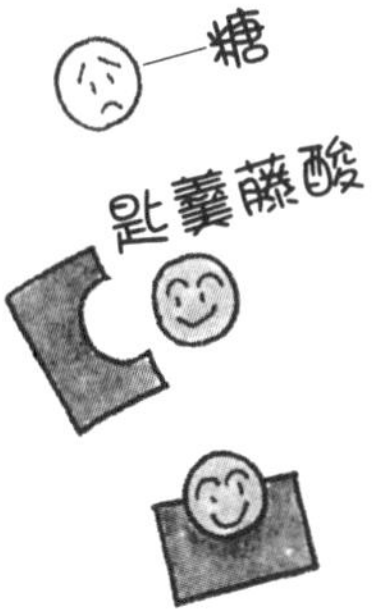

進入腸內的匙羹藤酸與酵素結合，可以抑制糖的分解。

當匙羹藤酸進入腸內時，會和分解糖的酵素結合，能夠抑制糖在腸內被分解。

藉此，血糖值就不會上升。血糖值不上升，就可以減少胰島素的分泌，減輕胰臟的負擔。另外，匙羹藤茶能夠減少熱量，所以適合用來減肥。

匙羹藤茶不會讓血糖值下降過度，可以安心飲用。要抑制血糖值上升，則最好在飯前飲用。不過，飲用之後感覺不到甜味，在製作甜食時，砂糖要酌量使用。

【巴拿巴茶】庫洛索林酸能夠降低血糖值

巴拿巴茶是將分布於東南亞等熱帶地區的常綠樹葉乾燥而成的製品。許多地區都將其當成有效預防糖尿病的茶來飲用。

巴拿巴茶具有降低血糖值的效果，這是拜庫洛索林酸的作用所賜。藉著胰臟分泌的胰島素的作用，將血液中的葡萄糖送到細胞消耗。而具有和胰島素相同作用的就是庫洛索林酸。因此，飲用巴拿巴茶，血糖值會降低，黏稠血液變得清澈。另外，還含有鋅和鎂等有效成分，能夠改善糖尿病。

4

鉻＊增強胰島素的作用，防止血糖值上升

促使醣類和脂質代謝順暢，消除黏稠血液 有助於預防糖尿病或高血脂症

鉻是經由各種食品攝取到體內的礦物質成分之一。吸收到體內的是三價鉻，能夠促進脂質或醣類代謝。一旦體內缺乏鉻，就容易引起糖尿病或高血脂症。

藉著腸內細菌的作用，鉻可以合成GET鉻化合物，促使胰臟所分泌的胰島素功能順暢，有助於血液中的葡萄糖溶入細胞內，所以可以減少血液中的葡萄糖，使得血糖值保持正常。

●鉻含量豐富的食品例

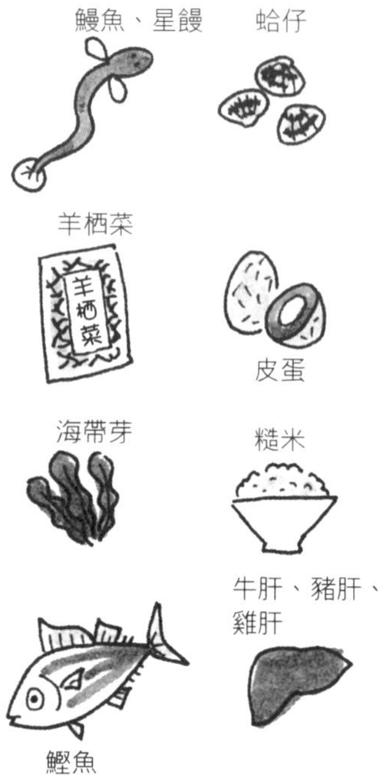
鰻魚、星鰻
蛤仔
羊栖菜
羊栖菜
皮蛋
海帶芽
糙米
牛肝、豬肝、雞肝
鰹魚

鉻在海藻類、魚肝、米糠等傳統日式食品中含量較多。此外，從啤酒酵母中也可以攝取到鉻。另外也有使用啤酒酵母製成的鉻的營養輔助食品。

糖尿病患者容易排泄鉻，必須積極攝取

體內缺乏鉻時，胰島素功能不佳，則血液中的糖分過剩，血糖值上升，容易罹患動脈硬化、高血脂症、糖尿病或肥胖。

一旦罹患糖尿病，鉻容易排泄到尿中，更容易缺乏鉻。此外，懷孕或授乳、外傷、運動過度等，都會缺乏鉻。爲避免體內缺乏鉻，一定要充分攝取。積極攝取鉻並適當的運動，更能提高效果。

5 γ-亞麻酸＊使血壓和血糖值穩定

對於調節身體狀況的激素發揮作用 使得血液中的糖分和血壓維持正常狀態

γ-亞麻酸是由食物中攝取到亞油酸製造出來的成分，會對調節體內狀態的前列腺素的合成發揮作用，能夠使得血液中的三酸甘油脂值、膽固醇值、血糖值和血壓保持穩定。

此外，具有擴張血管的作用，可以預防血栓的生成。

體內要生成γ-亞麻酸，必須攝取富含亞油酸的植物油（月見草油、紅花油等）及藍莓等。當然油不可以大量使用。另外，也有人會使用含有豐富亞麻酸的琉璃苣（Borage）的營養輔助食品。

●γ-亞麻酸的效能

- 預防糖尿病
- 降低血糖值（使血液清澈）
- 降低膽固醇值、三酸甘油脂值（使血液清澈）
- 血壓調整
- 預防動脈硬化
- 防止肥胖
- 防止血栓

攝取過多的醣類會抑制γ-亞麻酸的作用

γ-亞麻酸是攝取亞油酸後在體內製造出來的物質。但是如果攝取過多的砂糖等醣類，就會妨礙其合成。

飲酒過量或缺乏鎂、鋅、維他命A・B_6等時，也無法順利合成。一旦罹患糖尿病，則更難生成。

因此，最好避免攝取過多的醣類，同時積極攝取上述的營養素。攝取均衡的飲食，就能順暢的進行γ-亞麻酸的合成。

內臟脂肪

啤酒肚型罹患生活習慣病的危險性很大

腹腔內有脂肪附著的肥胖要特別注意

飲食過量或攝取過多的脂肪、糖分，再加上運動不足等，會導致身體肥胖。

因脂肪附著部位的不同，肥胖分為2種形態。

一種是皮下脂肪型肥胖，即脂肪附著於皮下的肥胖。例如脂肪附著於下腹部、大腿、臀部等下半身。這種類型可以捏到下腹部的皮下脂肪。外觀如梨子形，所以也稱為洋梨形肥胖，以年輕女性較多見。

另一種則是內臟脂肪型肥胖，即脂肪附著於腹腔內的肥胖。例如啤酒肚的體型就是屬於這一種。由外觀來看，也稱為蘋果形肥胖。

以中高年齡層的男性或更年期以後的女性較多見。脂肪不是附著於皮下，而是附著於內臟，所以腰圍較粗，表面捏不到脂肪。

皮下脂肪型肥胖不必擔心會罹患重大疾病，但是內臟型肥胖則可能會罹患高血脂症、高血壓及動脈硬化等生活習慣病。

有的內臟脂肪型肥胖看起來很胖，有的則正好相反。亦即某些蘋果形肥胖實際上是由皮下脂肪造成的。

體脂肪率比體重還重要

肥胖問題並不是單純的來自於體重較重，而是脂肪太多時會對身體造成不良影響。有的人雖然體重不重，但是體脂肪較多。光看外表無法看到體脂肪附著，必須利用體脂肪計進行正確的檢查。

容易積存內臟脂肪的人

- 吃東西較快的人
- 晚上8點後還吃東西的人
- 一天吃兩餐的人
- 喜歡吃油膩食品的人
- 喜歡吃甜食的人
- 一天抽煙20根以上的人（尼古丁會刺激生長激素，使得脂肪代謝旺盛）
- 大量飲酒者

●皮下脂肪型肥胖與內臟脂肪型肥胖

ＣＴ畫像圖（白色部分是脂肪）

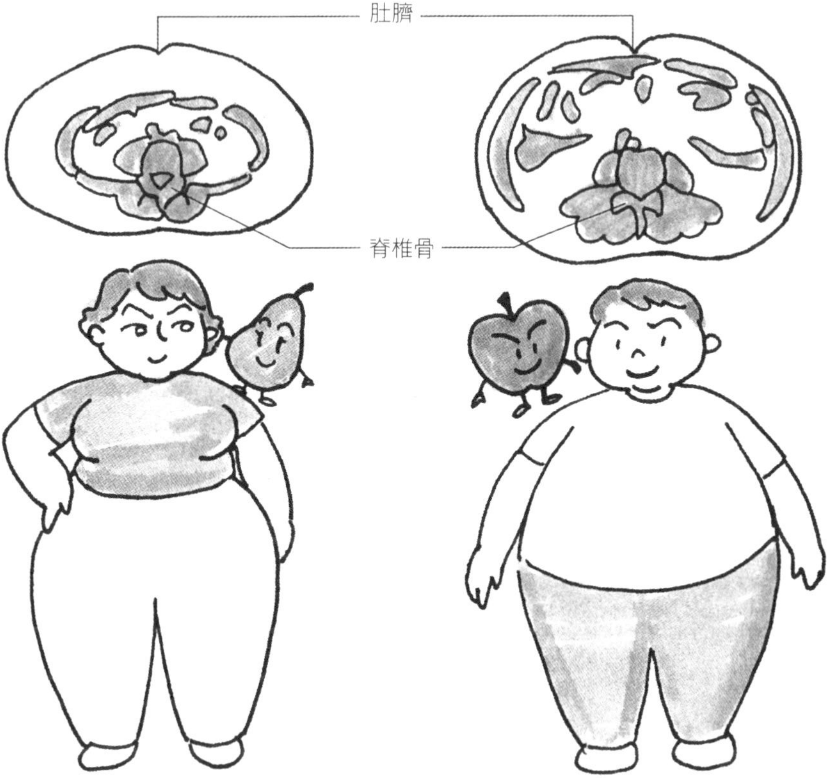

皮下脂肪型肥胖（洋梨型肥胖）
下腹部、大腿、臀部等下半身有脂肪附著，不會成爲生活習慣病的直接原因。

內臟脂肪型肥胖（蘋果型肥胖）
腹部周圍有脂肪附著。容易得生活習慣病。看ＣＴ畫像，就可以發現腸腔的腸系膜部分有脂肪附著。

內臟脂肪會分泌製造血栓的物質

內臟脂肪會分泌血纖維蛋白溶酶原活化物質（ＰＡＩ－１）。這種分泌物具有堵住傷口的作用，但分泌太多時，會對溶解血栓的因子造成影響，減弱其功能，因此出現容易生成血栓的狀態。一旦血栓生成，會阻滯血液循環，引起心肌梗塞或腦梗塞。

只要觀察腰圍及臀圍是否爲蘋果型就可以了解了

腹部和腰部有脂肪附著，很難判斷是蘋果型或洋梨型時，可以藉著測量腰圍（Ｗ）和臀圍（Ｈ）來判斷。Ｗ／Ｈ（用Ｈ除Ｗ）。男性超過１．０、女性超過０．９，就表示為蘋果型。超過１．２就十分危險了。

內臟脂肪積存，原因在於過多的三酸甘油脂

與脂肪蓄積有密切關係的是三酸甘油脂。三酸甘油脂是一種脂質，和膽固醇同樣的，是維持生命不可或缺的物質。人體經由食物吸收脂質、醣類、蛋白質，當成熱量被消耗掉。

多餘的熱量則會隨著血液循環運送到皮下脂肪細胞或肝臟，變成三酸甘油脂儲藏起來。當身體得不到來自食品的熱量或從事劇烈運動而熱量不足時，儲藏的三酸甘油脂會分解成游離脂肪酸運送到全身，當成熱量消耗掉。

三酸甘油脂是活動肌肉的重要熱量，在皮下也有保持體溫的作用。此外，蓄積在腹部的皮下，能夠保護胃、腸等臟器免於外力的傷害。

如此重要的三酸甘油脂，會因爲飲食過量而導致營養過剩，或運動不足而導致熱量消耗較少，大量被蓄積下來。皮下脂肪增加，身體就會變得肥胖。增加過多的三酸甘油脂，不只會蓄積在皮下，也會蓄積在血液或肝臟中。這就是內臟脂肪的原因。

●日本人的三酸甘油脂值持續增加

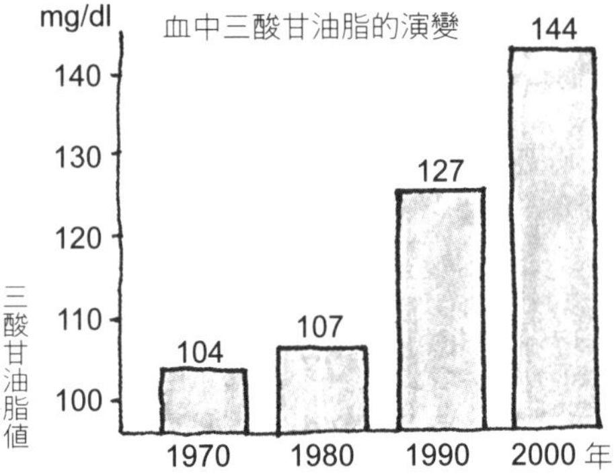

隨著飲食生活的歐美化，
血液中的三酸甘油脂值也逐年增加。
根據日本厚生勞動省「循環器官疾病基礎調查」

三酸甘油脂與膽固醇的差距

三酸甘油脂與膽固醇都是脂質，都是以脂蛋白形態溶於血液當中，為其共通點。雖然兩者相似，但也有明顯的不同點。

首先就是作用不同。膽固醇會製造身體細胞，三酸甘油脂則具有能夠讓身體活動的熱量源作用。

此外，三酸甘油脂值在飯後會上升，但膽固醇值在飯後沒有什麼變化。

同樣是高血脂症，但是高膽固醇血症與高三酸甘油脂血症的治療法不同。

孩提時代就開始肥胖的人也可以瘦下來

以前認為「脂肪細胞一旦增加之後，終其一生都不會減少。脂肪細胞越多，越不容易瘦下來」，但是現在發現這種想法是錯誤的。

內臟脂肪較多的人，脂肪

三酸甘油脂增加過多會引發疾病

　三酸甘油脂和膽固醇一起變成脂蛋白粒子，溶於血液中。血液中的三酸甘油脂增加過多時，三酸甘油脂值會升高。血液中的膽固醇值一直維持偏高的狀態，就是所謂的高膽固醇血症。而三酸甘油脂值偏高時，則爲高三酸甘油脂血症。總稱爲高血脂症。

　當三酸甘油脂值上升時，好膽固醇減少，壞膽固醇增加。而吞噬壞膽固醇的巨噬細胞的殘骸會使得血管內變得狹窄，引起動脈硬化。含有過多三酸甘油脂的血液，會變得濃稠而容易凝固，加速動脈硬化的進行。

　動脈硬化進行時，容易引發各種疾病。動脈硬化發生在心臟血管，就會引起狹心症；發生在腦血管，則會引起腦梗塞；發生在腎臟血管，會引起腎硬化症；發生在腳的血管，就會引起閉塞性動脈硬化症。此外，也可能會引起心臟血管完全阻塞的心肌梗塞，或是腦血管阻塞而引起腦栓塞。

　三酸甘油脂值過高，對胰臟會造成不良影響，容易引起急性胰臟炎。當胰臟發生問題時，無法順利的分泌胰島素，血液中的葡萄糖增加，就可能罹患糖尿病。血液中的三酸甘油脂過高時，腳的關節疼痛，會提高罹患痛風的機率。另外，當三酸甘油脂蓄積在肝臟時，就會形成脂肪肝。脂肪肝容易轉爲肝硬化，導致死亡。

細胞數較多。積存到某種程度之後，就會分裂、增加。因此只要減少脂肪，就能夠減少分裂，使脂肪細胞數目減少。所以，從幼兒時期開始就肥胖的人也不要放棄，要向減肥挑戰。

不光是脂質，醣類的一部分也會成爲三酸甘油脂

　三酸甘油脂雖然是脂質，但是醣類的一部分也會變成三酸甘油脂，成為熱量儲藏起來。

　因此醣類攝取過多，也會使三酸甘油脂增加。

　不光是動物性脂肪或油，水果、點心、果汁類等醣類，也不可以攝取太多。

定期接受檢查及預防肥胖能夠減少三酸甘油脂

三酸甘油脂值和膽固醇值、血糖值同樣的，即使上升也不會出現自覺症狀。等到動脈硬化等疾病惡化時，才會出現自覺症狀。

在此之前，爲了解三酸甘油脂值是否異常，一定要定期接受健康檢查並做血液檢查。檢查的方法，是從抽取的血液中分離出血清。最初要測量血清中所含有的膽固醇量，其次是三酸甘油脂及HDL膽固醇（好膽固醇）的量。此外，還包括問診、飲食調查、測量脈搏和血壓等，有時甚至要做心電圖及胸部X光攝影。

三酸甘油脂值增加的原因，主要是飲食過量造成的。三酸甘油脂增加，容易引起肥胖。

最好經常比較自己的體重和標準體重，檢查體脂肪的量。

要了解自己的肥胖度，可以利用BMI（身體質量指數）的計算公式求得。體重（kg除以）身高（m）的2次方，即自己的BMI值。理想的BMI值爲22。在日本，BMI值超過25就是肥胖。

換言之，身高（m）2次方的數值乘以BMI的理想值22，即是你的標準體重。

不過，有些人做運動鍛鍊肌肉而變得比較重，所以要掌握正確的肥胖度，則不只是BMI和標準體重，也要測量體脂肪。可以利用體脂肪計來測定體脂肪。

肥胖度檢查

體重過重、吃得過多或運動不足等，容易導致肥胖，所以一定要注意。

BMI 指數＝（體重kg）÷（身高m）^{2}

標準體重（kg）＝身高（m）×身高（m）× 22

肥胖度（%）＝｛實際測量的體重（kg）－標準體重（kg）｝÷標準體重（kg）× 100

判定	瘦	正常	過重	肥胖
BMI	19.8 以下	19.8 以上 24.2 以下	24.2 以上 25 以下	25 以上
肥胖度	－10%以下	10%以上 ＋10%以下	＋10%以上 ＋20%以下	＋20%以上

一旦內臟脂肪積存會變成何種情況？

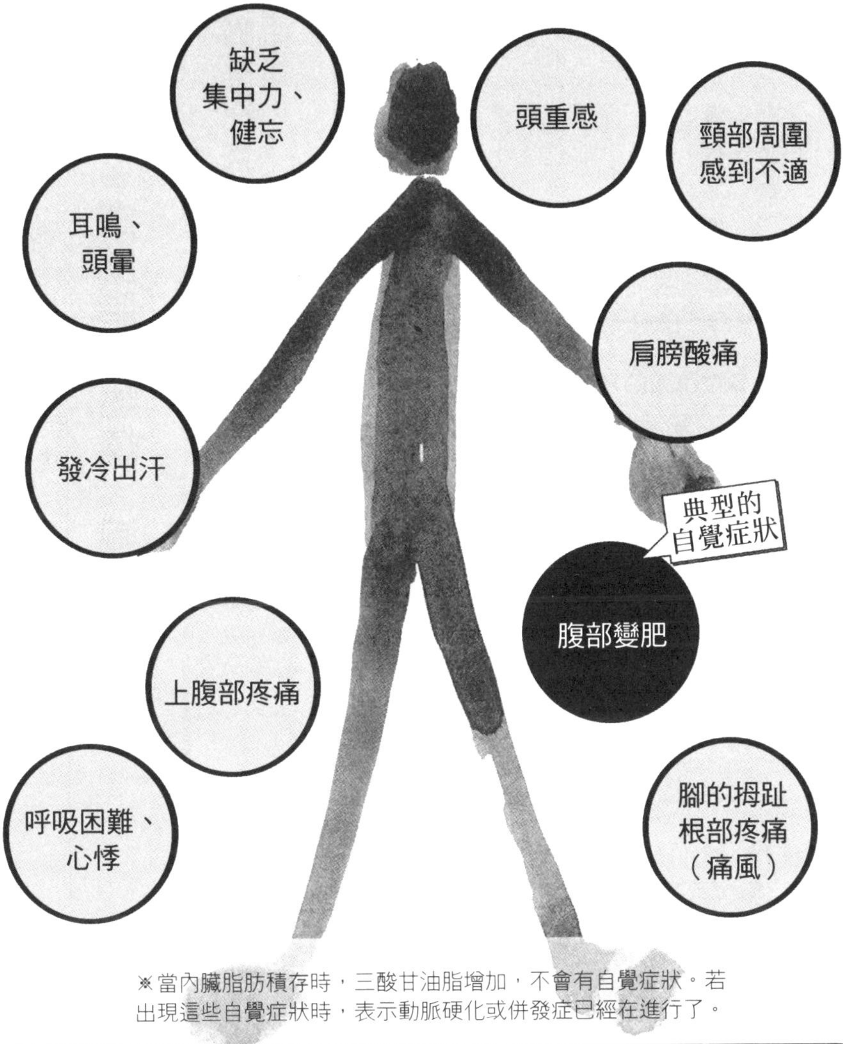

※當內臟脂肪積存時，三酸甘油脂增加，不會有自覺症狀。若出現這些自覺症狀時，表示動脈硬化或併發症已經在進行了。

成爲診斷標準的徵兆

- 仰躺屈膝，捏肚臍的左右，能夠捏到脂肪，就表示屬於「洋梨型」，只捏到皮，就是「蘋果型」。
- 如果三酸甘油脂的檢查值超過標準值的 50～149 ㎎／ dl 以上，就要注意了。如果超過肥胖度（BMI 指數）理想值 22，而體脂肪超過標準值 15～20％（男性）、20～25％（女性）的上限時，就證明內臟有脂肪積存。
- 肥胖度超過 30 時，引起生活習慣病的機率會增高。

消除內臟脂肪的7種方法

1 烏龍茶＊幫助脂肪燃燒，減少體脂肪

多酚和咖啡因會促進脂肪燃燒，使激素活化

烏龍茶是採摘茶葉的嫩芽後擱置一段時間使其自然發酵的茶葉。

烏龍茶含有多酚及咖啡因等成分。前者能夠使得促進交感神經活絡的激素（腎上腺素）分泌增加，後者則具有抑制腎上腺素分解的作用。藉著相輔相成的效果，可以消耗掉蓄積在體內的脂肪。

多酚的作用會因發酵而提高，而烏龍茶是發酵過的茶葉，所以更能有效的消耗體脂肪。

●發酵茶的種類

發酵茶	不使用微生物，自然發酵（正確說法是氧化）
	烏龍茶 γ酪氨酸茶 紅茶等
後發酵茶	使用微生物使其發酵的茶
	普洱茶（黑茶） 茶磚 阿波粗茶等

用滾水沖泡更有效。普洱茶也具有相同的效果

增加茶葉的量，以及使用高溫的滾水沖泡，更能提高烏龍茶的效果。使用滾水，能夠大量浸出茶葉中的多酚等有效成分。

除了烏龍茶之外，普洱茶也具有減少體脂肪的效果。

促使米麴黴菌在茶葉中繁殖，花較長時間發酵而成的茶，不僅能夠分解脂肪，同時含有豐富的消化酵素。

2

咖啡＊藉著咖啡因的效果燃燒脂肪

咖啡因能使交感神經活絡，燃燒積存在體內的脂肪

咖啡含有咖啡因，具有促進脂肪燃燒的作用。當咖啡因進入體內時，會使交感神經活絡的腎上腺素旺盛分泌。腎上腺素具有使蓄積在體內的脂肪燃燒的作用，能夠減少脂肪。

運動前飲用咖啡，更能有效的燃燒脂肪。

不過，晚上就寢前飲用含有咖啡因的咖啡容易導致失眠。此外，爲了燃燒脂肪而飲用過量的咖啡，反而會損傷胃。

●含有咖啡因的飲料

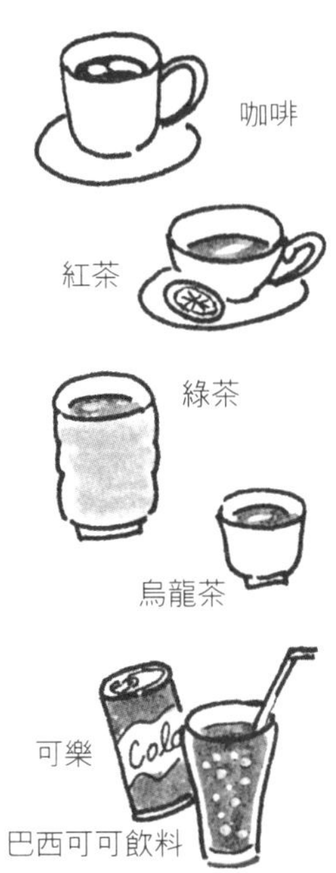

咖啡因在茶葉、咖啡豆、可樂豆中較多。咖啡因進入體內時，會減少脂肪，有效的預防肥胖。

注意事項 飲用咖啡時注意添加砂糖的量

咖啡的咖啡因具有燃燒脂肪的作用，但是添加大量的砂糖，反而會使三酸甘油脂增加。尤其是砂糖，容易被腸道吸收，導致血糖值急速上升。

另外，蛋糕或餅乾等西式點心，不只是糖分，還含有奶油或鮮奶油等大量脂肪。攝取過多，容易使內臟脂肪積存。因此，最好避免一邊喝咖啡一邊吃點心。

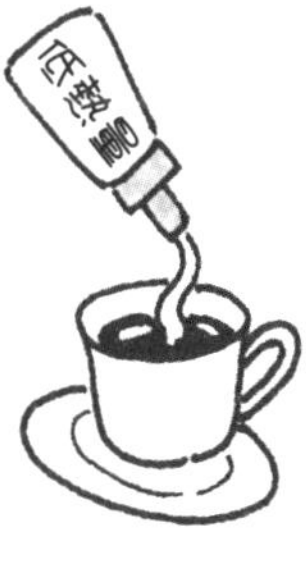

如果要放砂糖，最好使用低熱量的糖。

3 卵磷脂＊溶解積存的脂肪並加以排出

抑制腸道的脂肪吸收，排出內臟脂肪

卵磷脂是構成細胞膜或腦神經組織的成分，也是肝臟合成膽汁酸的必要成分。不僅能夠維持身體機能，也具有預防疾病等各種作用。

其中之一是溶解積存在內臟的膽固醇或三酸甘油脂，將其排出體外。卵磷脂具有乳化作用，能夠溶解脂質。該作用使脂質減少，防止內臟脂肪的蓄積。目前已經開發出利用卵磷脂的乳化作用以治療高血脂症的藥物。

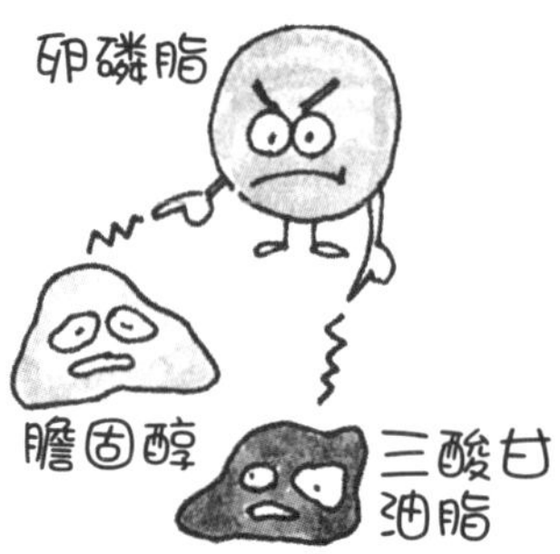

藉著乳化作用溶化脂肪，將其排泄掉，因此不會讓脂肪蓄積在內臟。

此外，能夠抑制腸道吸收脂肪，防止肝臟進行脂質分解及再合成，藉此可以預防脂肪肝。卵磷脂能強化細胞膜，所以可以強化毛細血管。

結果就能避免壞膽固醇的附著而造成血管損傷，或是動脈硬化而造成血管脆弱。

蛋黃和黃豆含有豐富的卵磷脂可以經由營養輔助食品攝取

卵磷脂含量豐富的食品有蛋黃、黃豆、酵母等。尤其黃豆和黃豆的加工品中，不只含有卵磷脂，還含有大量的皂角苷，能夠減少多餘的脂質，建議各位積極攝取黃豆。

此外，還有很多從黃豆浸出卵磷脂而製成顆粒或膠囊狀的營養輔助食品。

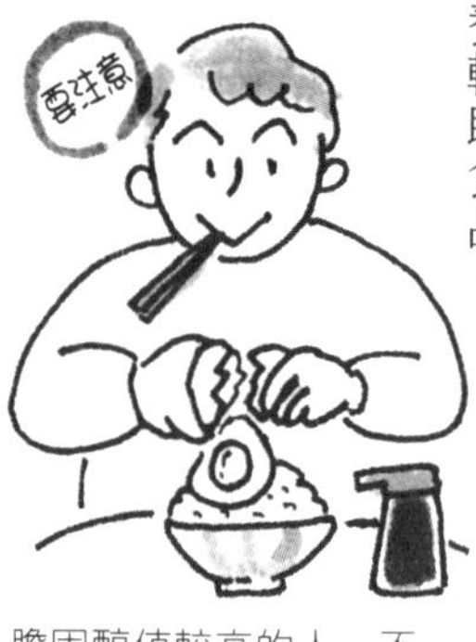

膽固醇值較高的人，不可以攝取太多的蛋黃。

4

辣椒辣素＊減少內臟脂肪，防止肥胖

辣椒的辣味成分能提高代謝，加速脂肪的分解

辣椒辣素是存在於辣椒中的辣味成分，也是紅色的色素。

辣椒辣素會刺激中樞神經，促進腎上腺皮質分泌腎上腺素等。這時，就會促使分解脂肪的脂肪酶活化，將脂肪當成熱量消耗掉。

亦即能夠減少積存在體內的內臟脂肪，具有預防肥胖的效果。

在攝取的同時做適度的運動，更能提高效果，減少內臟脂肪。

另外，具有胃腸內的殺菌作用，能夠提高免疫力，使心臟功能順暢。

辣椒辣素在朝天椒等果實較小的小辣椒中含量較多，而且種子的含量比果肉更多。

●辣椒辣素的效能

- 防止肥胖
- 減少內臟脂肪
- 進行胃腸內的殺菌
- 提升心臟功能
- 提高胃的功能
- 提高免疫力
- 使新陳代謝順暢
- 消除疲勞

利用泡菜攝取美味的辣椒辣素

大量攝取辣椒辣素容易損傷胃，不妨當成料理的佐料或香辛料等來使用。

也可以當成烏龍麵或蕎麥麵的佐料。此外，還能添加在馬鈴薯燒肉或煮味噌等料理中。

另外，可以直接食用大量添加辣椒的泡菜，也可以用來點綴料理。能夠溫熱身體，提高脂肪燃燒率，而且在發酵過程中所產生的乳酸菌，可以保護腸的健康。

5 甲殼質殼聚糖＊動物性食物纖維能排泄脂肪

排泄脂肪，預防肥胖，保持血液清澈

甲殼質殼聚糖，是存在於蟹或蝦等甲殼類的殼或花枝軟骨中的甲殼質去除蛋白質或碳酸鈣等，進行化學處理後所製成的動物性食物纖維。現在爲了取得大量成爲甲殼質殼聚糖原料的甲殼質，所以是以蟹殼爲主。

甲殼質殼聚糖會抑制分解脂肪的胰脂肪酶的作用，可以減少腸道吸收的脂肪量，使得脂肪不易積存在體內。

此外，還會吸附消化液中的膽汁酸，將其排出體外。其結果爲了重新分泌膽汁酸，就必須消耗肝臟內的膽固醇而降低膽固醇值。

不僅能夠減少糖，還能防止血糖值上升。甲殼質殼聚糖進入胃內，溶於胃液中。與糖混合，變成濃稠的凝固體，排出體外。從食物中攝取的氯，也會被吸附而排泄掉。

氯是造成血壓上升的原因之一，所以甲殼質殼聚糖有助於防止血壓上升。

帶有正電位的特殊食物纖維，效果極大

甲殼質殼聚糖擁有其他食物纖維所沒有的性質，即帶有正電位。

甲殼質殼聚糖具有吸附經由攝取食品而吸收到體內的氯或消化液中的膽汁酸並加以排泄的作用。氯或膽汁酸帶有負電位，會被帶有正電位的甲殼質殼聚糖吸附。

甲殼質殼聚糖之所以具有使血壓和膽固醇值恢復正常的效果，原因就在於帶有正電位。

有效的健康資訊

特定保健用食品是得到政府許可的機能性食品

甲殼質殼聚糖其含有成分食物纖維、氨基酸或殼寡糖等，能夠發揮機能，排出有害成分，同時提高身體的抵抗力或自律神經的作用。

此外，可以預防過敏疾病、癌症、更年期障礙等各種疾病。

含有科學上還無法了解的成分，能夠發揮效果或機能，是確認安全性的食品，爲日本政府許可的特定保健用食品。

獲得許可的食品，在包裝上可以標示效果內容及「特定保健用食品」的標誌。

甲殼質殼聚糖的營養輔助食品要選擇值得信賴的廠牌

不僅是市售的健康輔助食品，甲殼質殼聚糖在日本也有被當成特定保健用食品的餅乾或魚板等商品上市。

除了粉末、錠劑和顆粒之外，營養輔助食品中還有搭配其他物質的軟膠囊等，一般藥局都有販售。

可以選擇適合自己的種類來食用。

不過，效果因人而異。最初先少量購買，觀察數週後，再決定是否要長期攝取。

此外，爲避免買到粗製濫造品，最好選擇值得信賴的廠牌，尤其是設有消費者諮詢服務以提供解答的廠商較好。

不必擔心副作用的問題。但是有人會出現便祕、腹瀉或嗜睡等症狀。

如果症狀遲遲無法消除，就要暫時中止食用，和廠商、醫師或藥劑師商量。

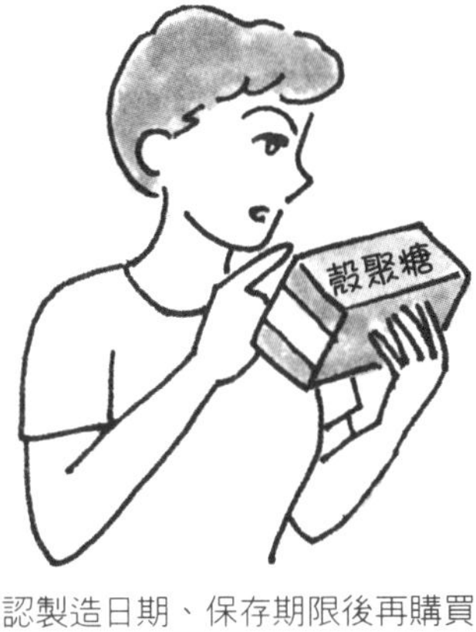

確認製造日期、保存期限後再購買。

6 日式食品＊歐美也注意到低脂肪食品

脂肪含量低、不必擔心肥胖而有益健康的低熱量日式食品菜單

內臟脂肪積存而會導致肥胖的飲食生活，容易使得高血脂症、動脈硬化或糖尿病等各種生活習慣病惡化。

脂肪多、熱量高的飲食，是生活習慣病的一大原因。日本的飲食生活逐漸歐美化，但歐美各國最近卻開始注意日本食品。

日式食品主要是飯、魚貝類、海藻類、蔬菜類、黃豆及蕈類等。動物性脂肪含量低，而且含有有益健康的成分。能夠防止脂肪蓄積，消除肥胖。因此，飲食生活最好從歐美型轉換成日本型。

●日式食品能消除肥胖，改善身體狀況

黃　豆	促進醣類代謝，減少膽固醇，使血液狀態良好
青色魚	使血液狀態良好，減少內臟脂肪
海藻類	防止飲食過量，延遲營養的吸收，所以能降低血糖值
蔬菜類	使血液或血管的狀態良好
蕈　類	使醣類的代謝順暢

細嚼慢嚥，減少油量

即使是攝取日式食品，但是如果飲食過量或狼吞虎嚥，都會使效果減半。進食時，葡萄糖開始增加，脂肪細胞會分泌Ｏｂ激素，傳遞吃飽的訊息。但若是狼吞虎嚥，則在訊息出現前，就已經吃得過多。最後葡萄糖在血液中增加過多，就會引起肥胖或糖尿病。一口要咀嚼20次以上，細嚼慢嚥。

不過，就算是日式食品，像油量較多的炸排骨蓋飯或油炸食品等，都要避免攝取過多。

7 有氧運動＊消除體脂肪不可或缺的方法

將氧吸收到體內的有氧運動能夠鍛鍊肌肉並燃燒內臟脂肪

一邊呼吸一邊進行有氧運動，可以有效的鍛鍊肌肉。

事實上，運動能夠消除內臟脂肪。例如跑完馬拉松全程42・195公里，可以減少300g的內臟脂肪。

爲什麼要避免運動不足呢？就是爲了鍛鍊肌肉，提高代謝。肌肉附著，即使不運動也能提高熱量的消耗，自然減少脂肪。

採取不能鍛鍊肌肉的運動方法，則在減少脂肪的同時，還是會有其他脂肪遞補，亦即產生復胖現象。

有氧運動包括游泳、騎自行車、簡單的體操、慢跑、打保齡球、走路及跳舞等。

運動量以脈搏跳動爲標準。50歲年齡層的脈搏跳動次數約110下，60歲年齡層約100下。可以採取一邊運動一邊和其他人交談的速度。1天30～40分鐘的運動，每週進行3次。半年後就可以感受到肌肉附著的效果。

有效的運動資訊

無氧運動不能產生減肥效果

短跑或舉重等瞬間停止呼吸而利用肌力的運動，稱爲無氧運動。

在停止呼吸的瞬間無法送入氧，不能像有氧運動一樣消耗掉脂肪。此外，容易損傷肌肉，產生疲勞物質乳酸，引起肌肉痛，而且出力的動作會使血壓上升。因此，如果是以預防生活習慣病或健康管理爲目的，則不適合進行無氧運動。

●無氧運動

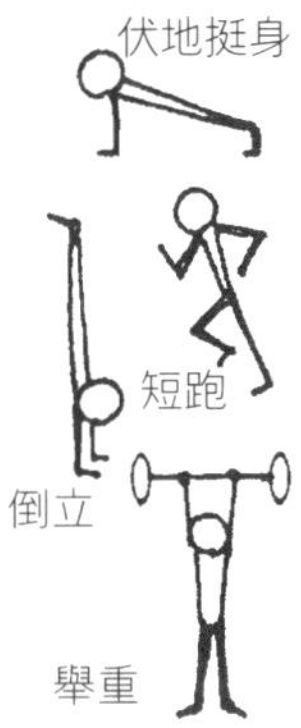

尿酸——老廢物會損傷身體

尿酸是細胞和熱量所產生的老廢物

尿酸是何種物質呢?一般人會誤以爲是存在於尿液中的酸,這是錯誤的觀念。尿酸是身體細胞和熱量源分解時所產生的老廢物。

細胞經由代謝,每天都會更新。不需要的老舊細胞分解後,形成嘌呤體低分子化合物。

嘌呤體是在成爲熱量的根源物質分解時所產生的。存在於食品中,會透過食物進入體內。

一旦體內形成嘌呤體,就會在肝臟合成,變成尿酸。大部分的尿酸會通過腎臟,隨著尿液排出體外。另外,也會經由腸道,隨著糞便排泄,或是隨著汗排出。不過,排出體外的尿酸量都很低。

●尿酸生成的過程與排泄的過程

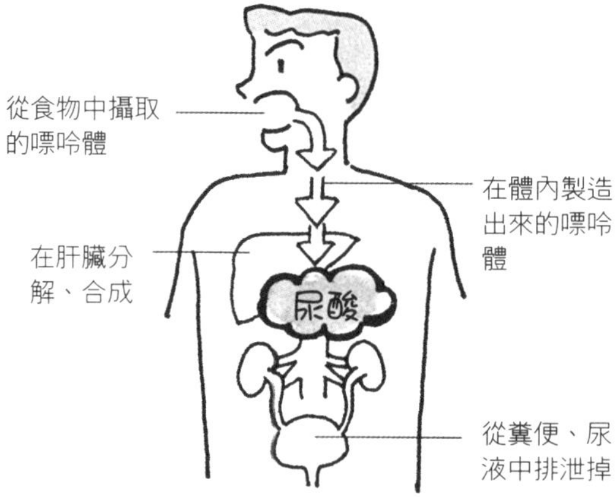

體內所產生的尿酸量,1天平均爲600mg

在體內有1200mg的尿酸,其中一半被排泄掉,新舊尿酸交替。新的尿酸每天在體內生成,但是其量會受到酵素等作用的控制。當然也有個人差,會受到飲食內容的影響,但是1天平均會產生600mg的尿酸。

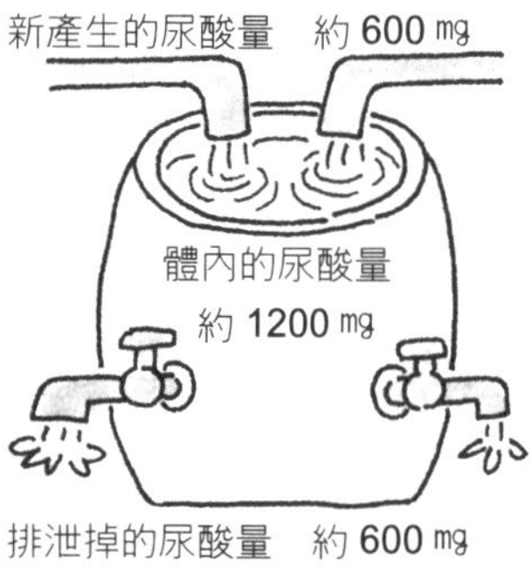

尿酸排泄不順暢，血液中的尿酸就會增加

成爲細胞或熱量源的物質，經由代謝，每天都會更新，所以每天都會產生尿酸。如果能夠順暢排出體外，那就沒有問題，但是尿酸量激增而來不及排出或排泄機能不良時，會積存在體內，使血液中的尿酸量增加。

一旦血液中的尿酸值異常提高，就會形成高尿酸血症。高尿酸血症包括尿酸過剩引起的尿酸過剩生產型，以及排泄不良所引起的尿酸排泄降低型這2種。

日本人的尿酸過剩生產型較少見。除了體質之外，進行劇烈的無氧運動或酗酒等生活習慣，會促使尿酸增加，結果就會引起這類型的疾病。尿酸排泄降低型則較常見。除了體質的因素之外，高血壓、動脈硬化、糖尿病、腎

●尿酸值升高的原因

尿酸過剩生產型（體內的尿酸量增加過多）

- 劇烈的無氧運動
- 酒喝得過多
- 體質

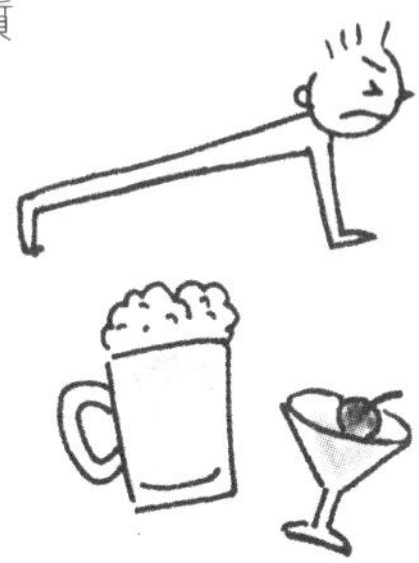

尿酸排泄降低型（腎功能不良或尿酸無法順暢排泄而造成的症狀）

- 高血壓、動脈硬化、糖尿病等生活習慣病
- 腎炎
- 體質

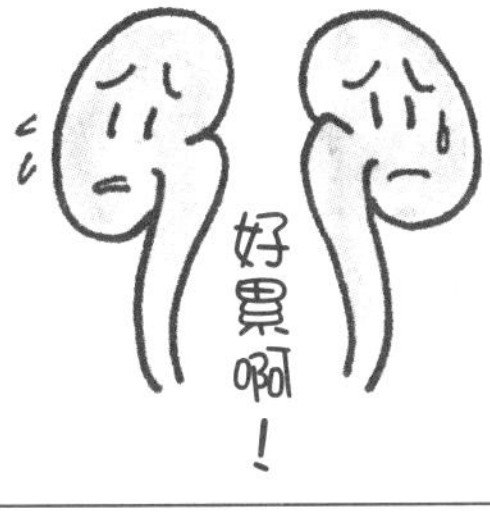

進行劇烈的無氧運動，會提早生成尿酸

短跑或伏地挺身等，這些瞬間停止呼吸、使用肌肉的無氧運動，會將核苷酸和醣類當成熱量源來使用。

進行無氧運動這種劇烈的活動時，核苷酸大量分解，因此會比平常更快製造出尿酸來。換言之，需要耗費力量的無氧運動，是容易製造出尿酸的運動，因此尿酸值容易上升。

此外，從事劇烈運動，大量流汗，體內的水分缺乏時，尿液的排泄量減少。這時尿酸無法排泄掉，也會使尿酸值暫時上升。

炎等疾病造成腎功能降低時，就會出現這種症狀。另外，還有尿酸過剩生產型和尿酸排泄降低型的混合型。

血液中的尿酸值增加時會形成尿酸鹽結晶

當體內尿酸量增加時，血液中的尿酸值會上升。尿酸具有很難溶於血液中的性質。能夠溶於血液中的尿酸濃度，健康人以7・0mg/dl爲限。

體內尿酸值超過這個數值時，不溶於血液中的尿酸會與鈉結合，形成尿酸鹽。尿酸鹽結晶化，附著於關節或皮下等部位。

尿酸鹽的結晶是白色的針狀物。這種尖銳的結晶會刺激關節，引起劇痛，即稱爲痛風的症狀。尿酸值超過7・0mg/dl時，不會立刻出現痛風。不過，持續出現高尿酸血症時，就會提高引發痛風的可能性。

痛風以30～50歲年齡層的男性較多見

痛風的症狀具有某種特徵，亦即疼痛是以腳爲主而產生的。最初是腳拇趾的根部，接著是腳背、膝、腳踝等，可能會突然產生劇痛或紅腫。疼痛持續數天，只要不惡化，約10天即可痊癒。

另外，還有一大特徵，即只有某處會覺得疼痛。惡化時，有的人全部的關節都會疼痛，但並不會同時出現，而是一處痛完，另一處才開始疼痛。

痛風具有反覆發作的特性。產生疼痛之後，約經過半年至1年，就會出

有時候高尿酸血症沒有自覺症狀

血液中的尿酸值升高，形成高尿酸血症的狀態時，如果出現痛風或痛風結節，就會發現高尿酸血症。但是有時即使罹患高尿酸血症，卻不會出現任何症狀。這種情況稱為無症候性高尿酸血症。

因為沒有症狀，因此不易發現。在不知不覺中，已經進行到腎臟障礙的地步。雖然引起腎臟障礙。但是也不一定會出現自覺症狀。不過當腎功能產生變化時，會促進高血壓或動脈硬化等的進行，也會引起缺血性心臟病等生活習慣病，或是腎功能不全、尿毒症等會危及生命的併發症。

現第2次的痛風。發作的間隔時間會逐漸縮短。以30～50歲年齡層的男性較容易罹患。

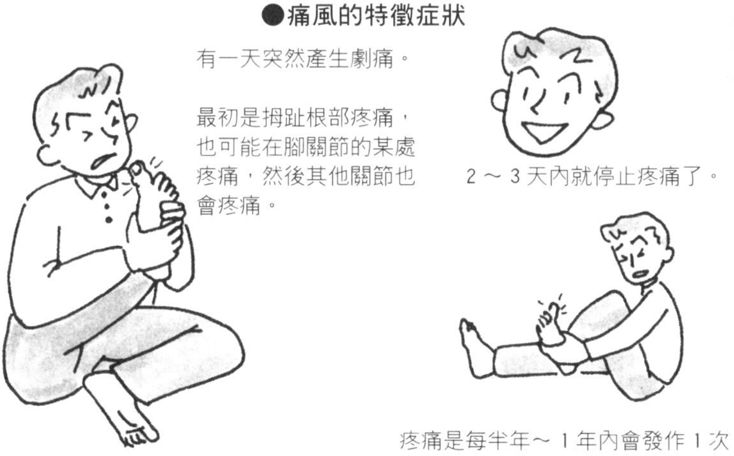
●痛風的特徵症狀
有一天突然產生劇痛。
最初是拇趾根部疼痛，也可能在腳關節的某處疼痛，然後其他關節也會疼痛。
2～3天內就停止疼痛了。
疼痛是每半年～1年內會發作1次

高尿酸血症放任不管，對尿道及腎臟會有不良的影響

尿酸值持續偏高的狀態，會使症狀逐漸惡化。此外，慢性高尿酸血症容易引發痛風以外的症狀。如果痛風5年都不治療，則尿酸會附著於皮下變硬，造成痛風結節。不只是腳，連手指、手背、手肘、耳垂及腎臟等，都會出現瘤狀結節。大小和形狀各有不同，觸摸時沒有感覺。然而，這是症狀惡化的訊息，放任不管則會引起併發症。

另外，尿酸蓄積在腎臟而結晶化時，積存尿的腎盂和尿的出口腎盞的部位會出現結石。一旦形成尿道結石，則尿液排泄不順暢，有罹患尿毒症的危險性。

慢性關節風濕是容易和痛風混淆的疾病

關於尿酸，目前還無法完全了解。每隔一段時間會出現痛風發作的原因，現在也無法完全明白。而且還有很多和痛風症狀類似的疾病，因此很難進行痛風的診斷。

與痛風類似的代表性疾病就是慢性關節風濕。和痛風的不同點在於，關節痛並不只出現一處，而且疼痛遲遲無法消失。不光是腳，連手關節也會疼痛。女性比男性更多見。此外，拇趾外翻導致腳拇趾的疼痛，也和痛風非常類似，要注意。

抽血或採尿檢查尿酸值

尿酸值偏高不會有自覺症狀，經常在出現痛風時才察覺到尿酸值上升。在罹患痛風之前，最好定期接受檢查。

尿酸值的檢查，是將血液放入自動成分分析器中，測定血清中的尿酸量。尿酸值容易變動，可能會因爲前一天的飲食或壓力等而改變。因此，爲了準確測量，最好選擇數天進行檢查，求其平均值。

血液中的尿酸值偏高時，必須接受尿液檢查。在家中將1天的尿液全部收集到容器中，記錄尿量。接著，用棒子攪拌尿液，一部分放入試管中，將記錄一起帶到醫院去。在醫院，可以利用相關的器材調查尿酸值，藉此即可知道是否會出現痛風結節或腎臟障礙，同時判斷高尿酸血症是屬於過剩生產型或排泄降低型。另外，也可以抽取關節液或進行X光檢查、關節鏡檢查、超音波檢查。

治療高尿酸血症以預防併發症

許多人容易忽略幾乎沒有自覺症狀的高尿酸血症。一旦檢查發現尿酸值偏高時，則在病情惡化之前，就要開始治療。治療是以食物療法和改善生活習慣爲主。另外，依症狀的不同，也可以進行控制尿酸值的藥物療法或預防併發症的治療。

當痛風惡化時，必須長期進行藥物療法，治療的時間相當長。爲避免發生這種情況，最好早期發現早期治療。

肥胖或是壓力等也會導致尿酸值上升

尿酸值的上升，會因為尿酸過剩或尿酸排泄不順暢等原因而引起。但是還有一些因素也會對尿酸值的上升造成影響。例如肥胖或飲食過量、水分不足、過度劇烈的運動及壓力等。

引起高尿酸血症的人大多有肥胖傾向。

此外，飲食過量或酒喝得過多也會引起肥胖，結果就會產生較多的尿酸。尤其經常喝酒，更會使得尿酸值上升。

尿酸積存會變成何種情況？

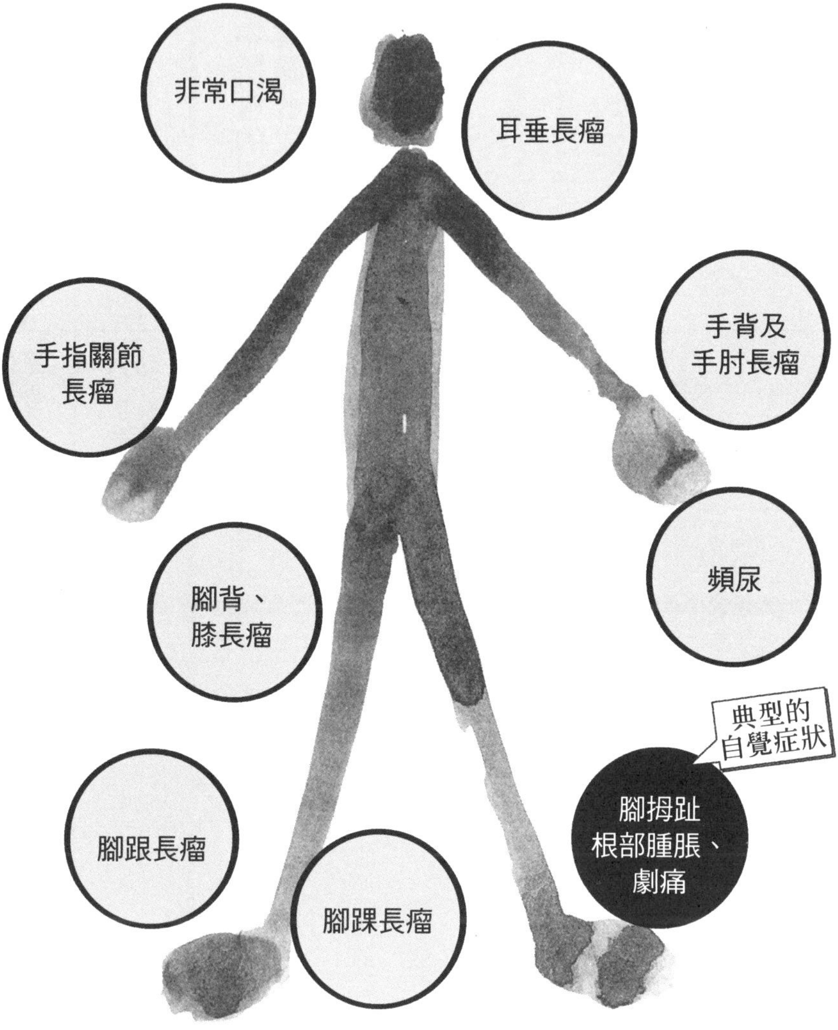

※尿酸值上升，不會立刻出現自覺症狀。等到出現自覺症狀時，可能已經引起痛風、痛風結節或腎臟障礙了

成為診斷基準的徵兆

- 尿酸值超過正常範圍的 7.0 ㎎／ dl 以上。
- 耳垂、手肘和膝出現瘤（結節）。

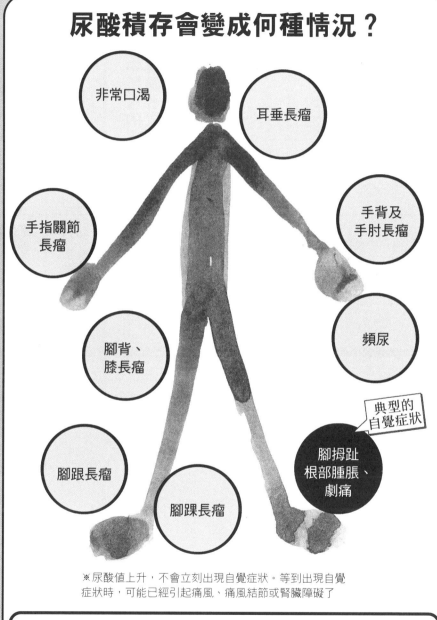

減少尿酸的5種方法

1 西洋芹＊促進排尿，使尿酸排出

西洋芹中所含的鉀，具有極佳的利尿作用促使尿酸隨著尿液排泄到體外

西洋芹中含有胡蘿蔔素、維他命B_1、B_2、C、鉀、鈉、鎂及食物纖維等許多成分。

其中能夠有效防止尿酸蓄積的是鉀。鉀具有促進排尿作用，可以促使尿酸隨著尿液排出體外。歐洲將西洋芹當成利尿藥來使用，具有極高的利尿效果。

對於痛風併發症之一的高血壓也有效。西洋芹含有具有降血壓作用的鉀和食物纖維。

另外，還具有消除疲勞的效果。

●西洋芹主要的營養成分（100g 中）

熱量	15kcal
鉀	410mg
胡蘿蔔素	44μg
維他命 B_1 維他命 B_2	各 0.03mg
食物纖維	1.5g

生吃能夠有效攝取到鉀

用水沖洗或加熱烹調，容易使得鉀流失。

想要有效攝取到西洋芹所含的鉀，則最好以生菜沙拉的方式生食。

用水沖洗過後，要充分去除水分。

此外，葉的部分含有胡蘿蔔素、維他命B_1、B_2、C等，不要捨棄，最好一併攝取。

2 番茄＊使尿變成鹼性以溶解尿酸

淨化血液，具有利尿效果 促使血液中的尿酸隨著尿液排泄

鹼性食品可以促進尿酸的排泄。尿液變成鹼性時，尿酸容易溶解出來，就能順暢排泄掉。此外，也具有淨化血液的作用，排除血液中的尿酸。

番茄是鹼性食品，能夠發揮同樣的效能。

番茄含有食物纖維、果膠、枸櫞酸、蘋果酸、維他命、鉀、磷、氨基酸、碳水化合物及番茄紅素等豐富的成分。同時具有整腸和解熱作用，能夠改善高血壓或肝病等。

高尿酸血症容易提高血壓，但是番茄中所含的鉀，除了利尿之外，也具有降血壓的作用。維他命類能夠強化血管，降低膽固醇值。另外，番茄紅素具有強力的抗氧化作用，可以預防動脈硬化。亦即番茄具有預防高尿酸血症併發症的效能。

番茄醬和番茄泥中含有豐富的鉀

番茄醬、番茄泥和番茄汁中，減少尿酸作用的鉀的含量比新鮮番茄更豐富。

番茄汁以當季的番茄爲原料，190g的罐頭中約有500mg的鉀。

不過，有的番茄汁商品會添加食鹽。有高血壓傾向的人，最好選擇未添加食鹽的番茄汁。

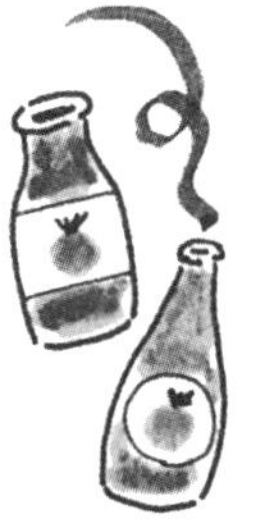

可以活用番茄醬或番茄泥。

3

問荊茶＊調整腎臟和膀胱的功能

乾燥的問荊熬煮成問荊茶

許多人都吃過生長在原野或路邊的問荊孢子莖。問荊自古以來就被當成藥用植物，4月至7月是採收期。

●問荊茶的作法

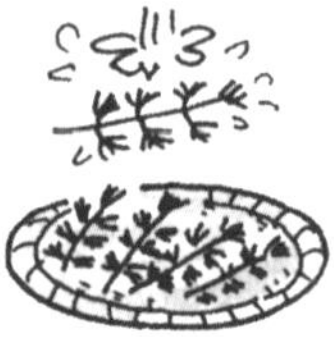

①將莖洗淨，放在太陽下曬1天之後，置於陰涼處陰乾。

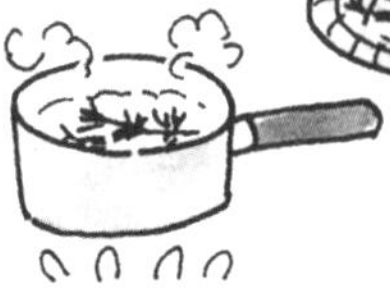

②取5～10ｇ放入300ml的水中，慢慢熬煮。變成1／3的量時，去除殘渣即可。

問荊的葉綠素作用能夠促使尿液大量生成藉著硅的作用淨化血液

問荊是對腎臟和膀胱有效的藥草，具有溶解結石的作用。這些功效都是問荊中所含的葉綠素和硅造成的。

葉綠素具有利尿作用，飲用問荊茶會大量排尿。尿酸隨著尿液排出，就能降低尿酸值。葉綠素能夠止血，抑制發炎症狀，使肝功能順暢。

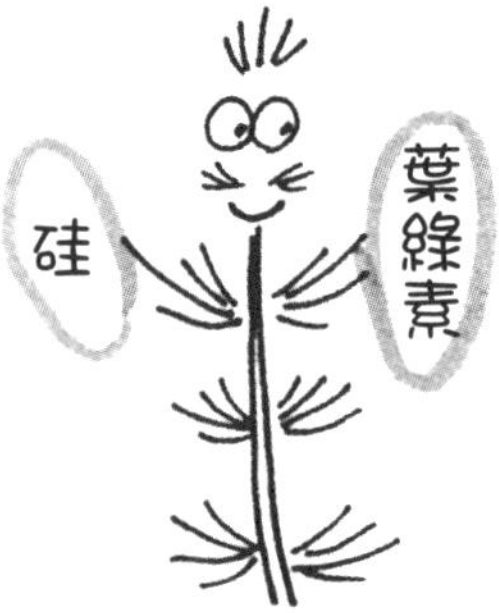

問荊中所含的葉綠素和硅能減少尿酸。

硅能降低膽固醇值，預防高尿酸血症的併發症動脈硬化。同時對紅血球發揮作用，將氧送到血管，具有淨化血液的效果。

此外，問荊中含有磷、鈣、鎂、鐵等。

問荊茶淡而無味，可以和其他的藥草茶或日本茶混合飲用。

4 礦泉水＊增加尿量，防止併發症

大量攝取水分，增加尿量，能夠稀釋尿中的尿酸濃度

缺乏水分時無法排尿，尿酸的排泄量也會減少。尿中的尿酸濃度上升，就會形成尿道結石，引發痛風。促使尿酸排出體外，稀釋尿中的尿酸濃度，即可預防結石。因此，必須充分攝取水分，使尿量增加。

果汁類糖分較高，啤酒等酒類則會使尿酸值上升，造成反效果。沒有熱量、可以大量飲用而不傷胃的水，最好經常攝取。

尤其礦泉水，除了水分之外，可以一併攝取到鉀、鈣、鎂等礦物質。

這些礦物質具有調整血壓的作用，能夠防止高尿酸血症併發高血壓。鉀的利尿作用，可以有效的降低尿酸值。

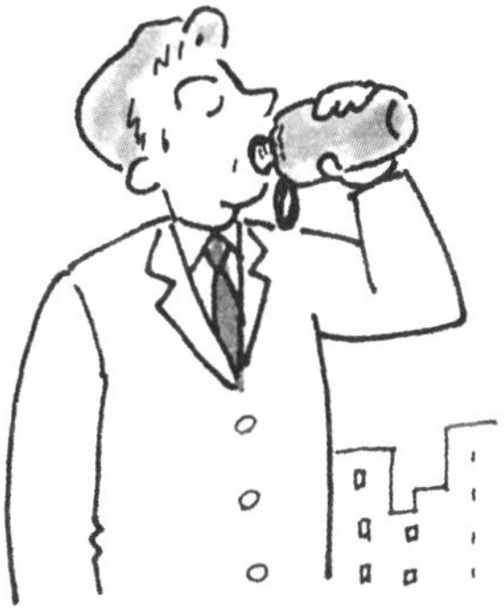

在暑熱的季節外出時，要隨時攜帶裝水的小型保特瓶，經常補充水分。

歐洲產的礦泉水，礦物質含有率較高

市售的礦泉水種類繁多，礦物質含有率較高的則是歐洲產的礦泉水。

歐洲的土壤石灰岩層較多，含有大量的礦物質。溶出礦物質的地下水成爲礦泉水，所以礦物質的含有率較高。

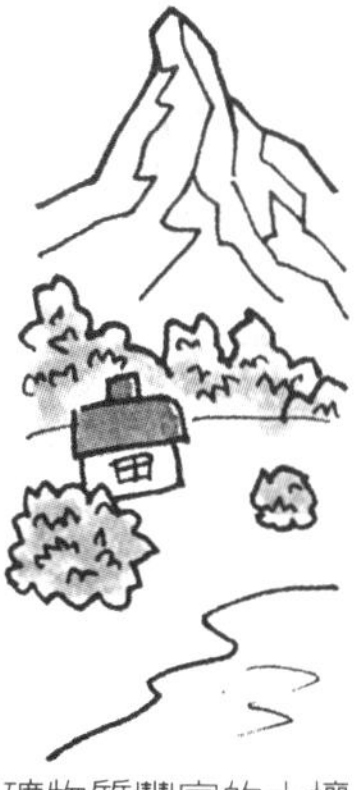

礦物質豐富的土壤

5

黑色食品＊強化腎臟功能，降低尿酸值

香菇或黑芝麻等黑色食品能夠提高腎臟機能，防止尿酸蓄積

尿酸會經由腎臟隨著尿液從膀胱排出體外。當腎功能不良時，無法順暢排泄，尿酸容易積存下來。

一旦尿酸積存在腎臟，就會引起腎功能衰退，造成尿酸結晶化。

爲避免尿酸在體內蓄積，就必須提高腎功能。

根據中國醫食同源（利用食品來預防及治療疾病的思想）的主張，將使五臟功能順暢的食品以顏色做分類。

其中能夠強化腎臟而促使腎功能順暢的是黑色食品。

●強化腎臟的食品

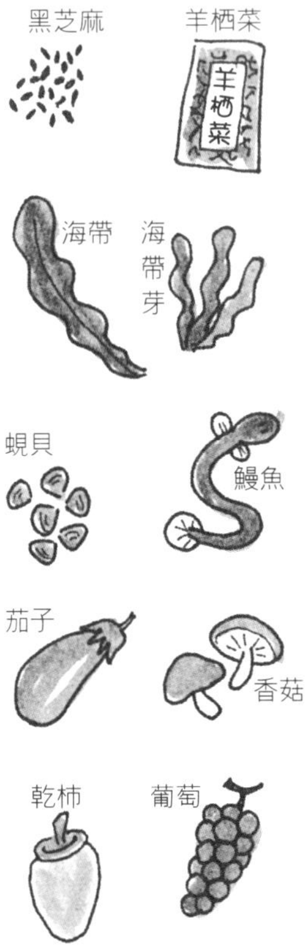

中國醫食同源推薦對腎臟有效的食物藥

中國基於長久的經驗醫學，產生獨特的食物藥。

除了前述的黑色食品之外，對腎臟有效的食品還包括蝦、枸杞、文蛤、海膽、海蜇皮、魚翅、豬肉及山藥等。

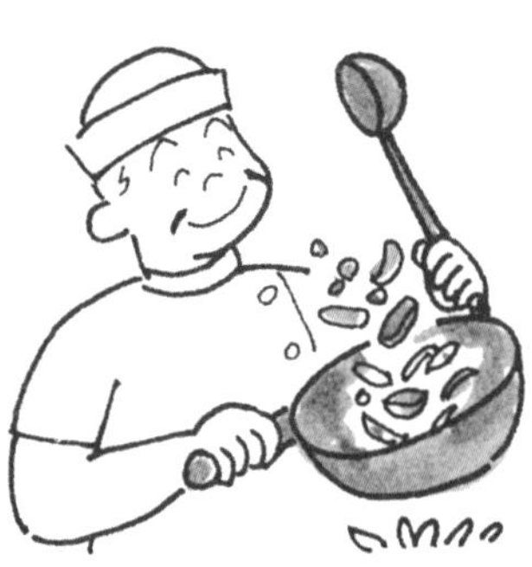

黑色食品木耳和豬肉一起炒，能成爲強化腎臟的食品。

注意事項

減少攝取容易使尿酸增加的嘌呤體食品

尿酸是在體內由嘌呤體變化而來的。嘌呤體包括體內代謝產生的，以及存在於食物中的。不過，體內生成的嘌呤體較多，從食物中攝取到的量非常少。

尿酸值偏高的人，最好減少攝取嘌呤體含量較多的食品。

即使現在無異常，但攝取過多含有大量嘌呤體的食品，就有可能會促使尿酸值上升。

事實上，嘌呤體含量較多的食品中，也含有許多有效成分，不必過於神經質。

例如肝臟中有鐵質，海鮮類中有牛磺酸等。

酒具有促使體內生成嘌呤體的作用，所以喝酒會使尿酸值上升。

每天大量飲酒，體內就會產生大量的嘌呤體，造成尿酸蓄積。

吸收到體內的酒，代謝時生成的物質會抑制尿酸的排泄。

每隔一天適量的飲酒，才能夠發揮百藥之長的功效。

●嘌呤體含量豐富的食品

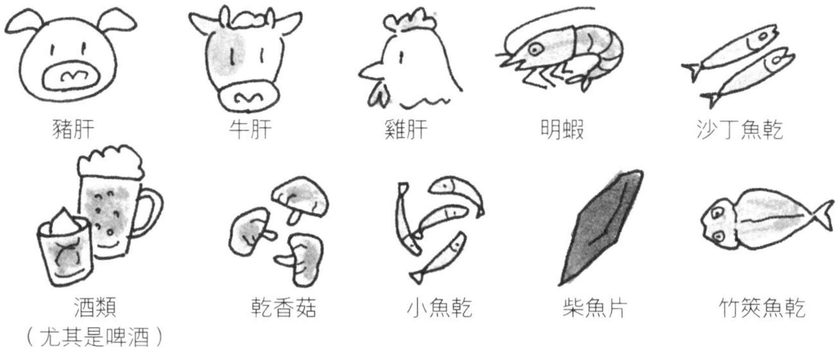

宿便——大腸全都是毒

積存在腸內的毒素成爲各種疾病的根源

經口攝取的食物，養分被體內吸收之後，會變成糞便和老廢物排出體外。

然而，一旦因爲某種原因而蓄積在大腸中，腸中產生大量毒素，就會導致自律神經機能降低，引發各種疾病。

所謂宿便，是指老舊的糞便附著於腸的皺襞。

不過，關於宿便的存在，卻有兩種截然不同的理論。如果宿便殘存在腸內數天，腸內細菌環境惡化，就會產生有害物質。

宿便是指，即使每天排便還是會有殘便感，或是長期持續1週3天以上不排便所引起的習慣性便秘。

排便的方式和感覺因人而異。有的人若不每天排便就會覺得很不舒服，但是有的人就算2天不排便也不在意，也有的人則因爲過於忙碌，根本忘記何時排便。

檢查當天的排便很重要，當然不必太神經質。每天排便的人，若是整整1週不排便，就不能等閒視之。因爲背後可能隱藏重大疾病，不可對便秘掉以輕心。

因爲暫時性便秘而導致習慣性便秘

平常能夠順暢排便，但是發生令人緊張的事情，或因為旅行而生活規律變得紊亂時，就會造成暫時性的便秘。

這時，如果能夠回到原先沒有壓力的環境中，則便秘的問題能夠很快的解決。

但是如果一直忍耐便意，或是任意的使用瀉藥，那麼就會變成習慣性便秘。

宿便積存會變成何種情況？

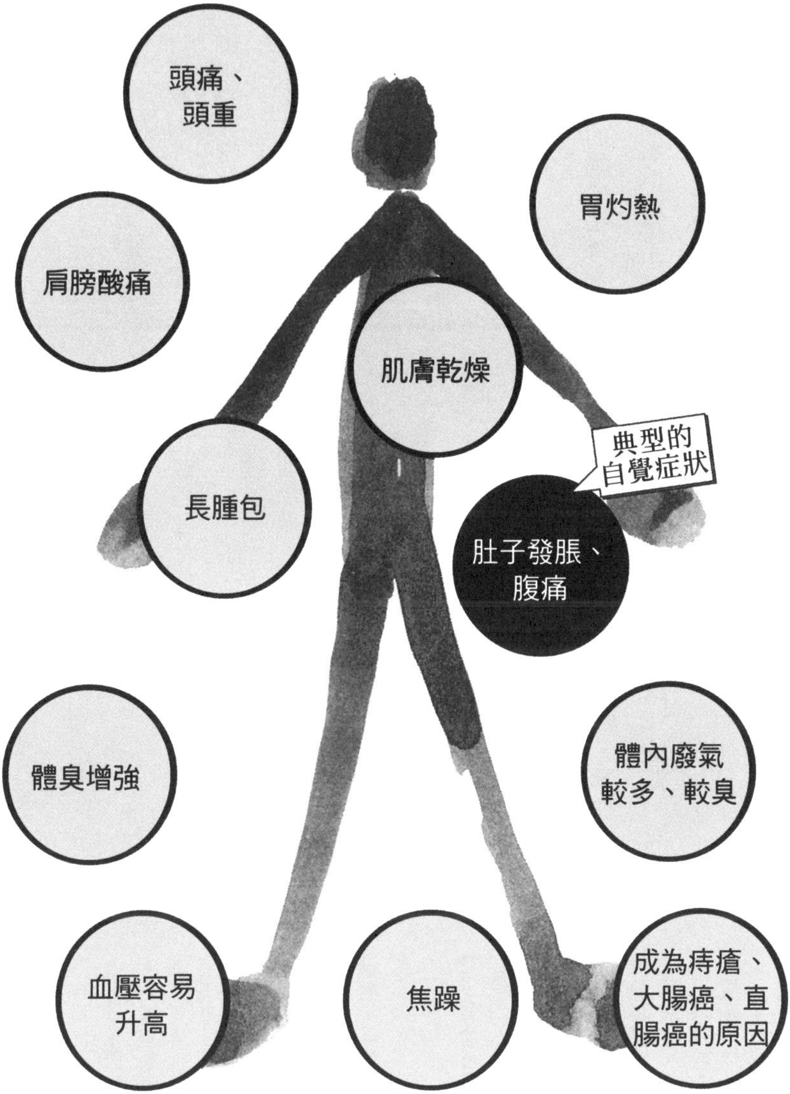

成爲診斷標準的徵兆

- 糞便顏色會越來越深，如果便秘 3 天，則糞便的顏色就會變得很黑。
- 血壓較高的人一旦便秘時，血壓會持續上升。
- 因爲痔瘡或大腸癌、直腸癌而引起出血時，就要做糞便潛血檢查等精密檢查。

快便的關鍵在於腸的蠕動運動

根據食品公司調查資料顯示，「女性每2人就有1人有便祕的煩惱」，亦即便祕的人口有增加的趨勢。

爲什麼便祕的人口增加了呢？在探討原因之前，先簡單的說明一下食物經口攝取到體內直到排便爲止的構造。

胃的作用

食物在口中被嚼碎，混合唾液，通過食道進入胃。

在胃中，胃液的鹽酸和胃蛋白酶將食物分解爲可以吸收的狀態，這就是消化。食物呈粥狀時會流入小腸。

小腸的作用

小腸是十二指腸、空腸和回腸3者的總稱。人的小腸長度爲4～5公尺，腸壁有如刷毛般的絨毛。

在十二指腸中，由胃送達的食物藉著肝臟、膽囊、胰臟所分泌的鹼性消化液再進行分解。

蛋白質分解爲氨基酸、醣類分解爲葡萄糖、脂肪分解爲脂肪酸等，由空腸開始吸收。接著，再經由血管或淋巴管送達全身。

食物通過小腸之後，養分被分解吸收，移動到大腸。

大腸的作用

大腸是由盲腸、結腸、直腸等3者組成的。結腸又分爲升結腸、橫結腸、降結腸及乙狀結腸。

主要作用是在結腸進行食物的水分吸收。藉著蠕動運動，促使食物移動

女性容易便秘是因為激素作祟

當經期接近時，很多女性就容易便秘。

這是因為從排卵日開始到月經來到為止所分泌的黃體激素的作用造成的。黃體激素分泌出來時，女性的身體為了儲備養分而會抑制排泄力。

這個激素具有減弱大腸蠕動運動的作用。在黃體激素分泌的時期（巔峰期為月經的1週前）容易便秘，因此要注意飲食內容，多攝取食物纖維。

3分之2的糞便是由水分構成的

一般人認為糞便是食物的殘渣，但事實上其中有3分之2是水分，剩下的3分之1是食物的纖維質、從腸壁脫落的老舊細胞，或來自胃腸的分泌物，以及在大腸內棲息的細菌屍體等。

因此，當水分不足時，就難以製造出糞便來。

到肛門，同時吸收未被小腸吸收的養分。

食物由橫結腸移動到降結腸時，形成糞便的狀態。

降結腸是積存糞便的場所。當糞便積存到一定量時，會藉著大腸蠕動運動的力量將其送往直腸。

到達直腸時，信號送達到腦就會產生便意，同時大腸開始進行蠕動運動，企圖推出糞便。最後，送到直腸的糞便藉著腹壓的力量，放鬆肛門括約肌而排泄到體外。

蠕動運動，主要是在早餐後新的食物進入胃的訊號到達降結腸時開始的。這種反應也稱為胃・結腸反射。另外，在起床或看到食物時，大腸也會開始活動。

●消化器官的構造

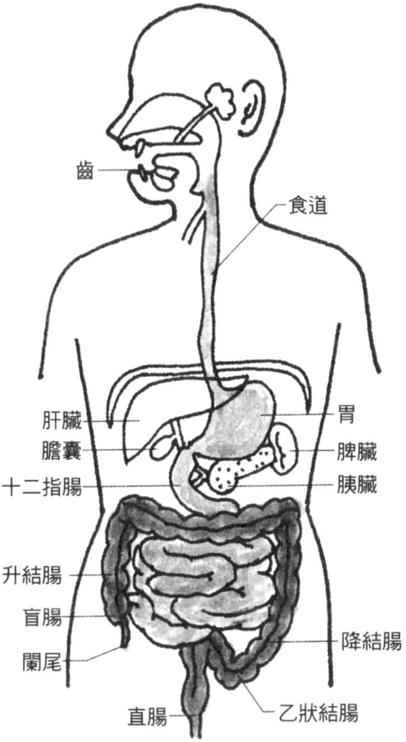

食物經口攝取之後，大約要花 1 ～ 2 天的時間才成為糞便排泄掉。

健康的糞便應該是香蕉狀或軟硬適中狀

糞便會因為肝臟所分泌的膽汁色素而變成茶褐色。

理想的糞便，應該是土黃色的香蕉狀或好像牙膏般的軟硬適中。如果發黑，則表示胃腸某處出血。

此外，也可能是大腸內害菌較多，糞便變成鹼性所產生的結果。

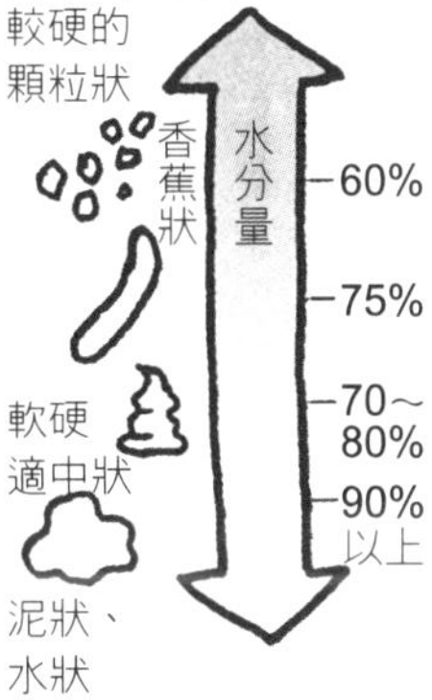

飲食、運動不足、壓力是宿便的3大要因

人體具有精巧的構造，但是爲什麼還是有很多人無法順暢排便呢？

第一個原因在於飲食生活。

●現在食物纖維的攝取量只有2分之1

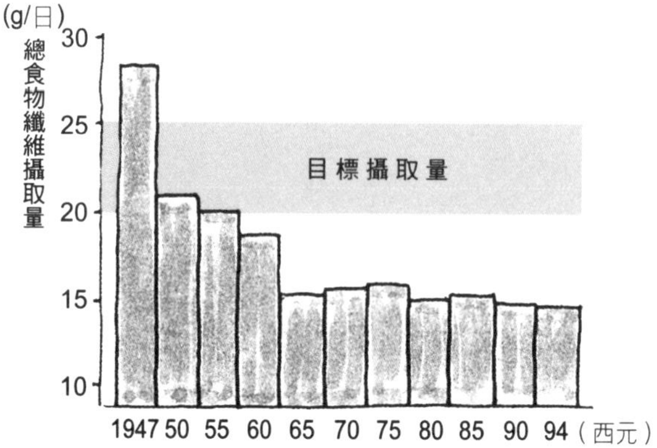

根據日本厚生勞動省「日本人的營養需要量」

以前日本人的飲食生活是以糙米、麥、豆類爲主，藉著這種含有豐富食物纖維的雜糧食，可以攝取到將近30g的食物纖維。配菜則是蔬菜、海藻類或魚類。以現在的觀點來看，是屬於粗茶淡飯。然而，隨著飲食生活的歐美化，主食以精白米和麵包爲主，富含食物纖維的菜很少見。近幾年來，日本人每天食物纖維的平均攝取量約減少爲15g。

食物纖維不會被消化而直接移動到大腸，能夠增加糞便量，使得排便順暢進行。

反之，食物纖維含量少而消化吸收順暢的食物，會使排便量變少，糞便長時間積存在大腸內。一旦水分被大腸吸收，就會變成顆粒硬便，很難排泄。

肉、蛋、牛乳的飲食生活會引起便秘

戰後，日本以歐美型的高蛋白、高脂肪飲食為目標。

因此積極的攝取肉、蛋及牛乳等。

但這些食品幾乎都被消化吸收，殘留的殘渣很少，所以容易導致便秘。

攝取較多肉食的美國人的腸道既硬又短，活動不良，而且充滿皺襞，因此糞便容易沾黏在上面。

近年來，美國也要求國人「最好採取日式的飲食形態」，這是因為注意到日式飲食含有許多食物纖維的緣故。

弛緩型便秘和痙攣型便秘的不同點

便秘成為習慣的習慣性便秘大致分為兩種。

弛緩型便秘是因為大腸的蠕動運動減弱而引起的。在腸殘留大量的糞便和氣體，引起

如果勉強排便，則可能會導致出血而引發痔瘡。結果因爲害怕排便而反覆便祕，造成惡性循環。

近來，減肥引起的便祕情形增加了。食量減少時，缺乏成爲糞便材料的物質，無法製造出糞便，就會導致便祕。

此外，生活過於方便，活動身體的機會減少，也是便祕的原因。

排便是藉著腸的蠕動運動而引起的。不活動身體，運動變得遲鈍，尤其腹肌力量減弱時，就容易引發便祕。

女性的腹肌力量原本就較弱，隨著年齡的增長，更容易衰退，所以最好養成做鍛鍊腹肌運動的習慣。

還有一個不能忽略的便祕原因，那就是壓力。

排便會受當時精神狀態極大的影響。如果感受到沈重的壓力，則自律神經無法發揮作用，大腸也會因爲緊張而使蠕動運動變得遲鈍。

爲了抵抗壓力，盡量避免疲勞積存。若是因爲人際關係等而遇到不順心的事情，也要培養能夠巧妙轉換心情的技巧。

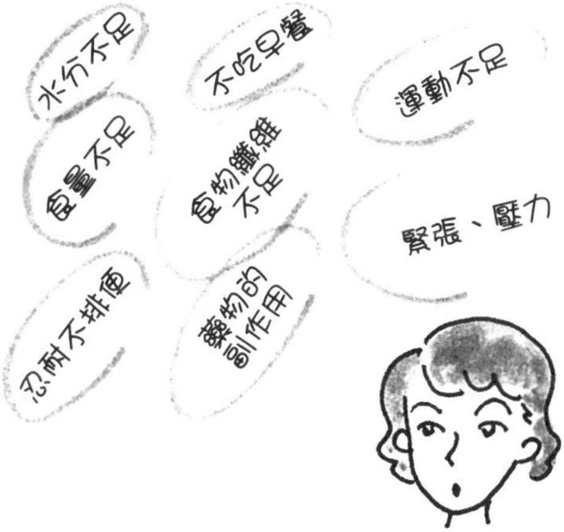
水分不足
不吃早餐
運動不足
食量不足
食物纖維不足
緊張、壓力
忍耐不排便
藥物的副作用

這些都是引起便祕的原因。有沒有符合的項目呢？

肚子發脹。胃下垂、運動不足的人或剛分娩後腹肌鬆弛的人，容易出現這種現象。

另一方面的痙攣性便秘，則是和弛緩型便秘完全相反，腸過度緊張，中止蠕動運動而引起的。

飲食內容以高蛋白食物為主，或者是長期服用止瀉藥、瀉藥的人較常見。

壓力性大腸過敏症候羣

當不安或產生強烈緊張感時，自律神經無法發揮正常的作用。

大腸緊張，反覆出現腹痛、腹瀉、便秘的現象，引起排便異常。

糞便積存時，大腸內充斥害菌，成爲癌症的溫床

放任習慣性便祕不管，會變成何種情況呢？

首先，大腸內細菌分布改變，害菌增加。人體的腸（主要是大腸）內約有100種腸內細菌棲息，以食物纖維等胃和小腸無法消化的物質爲食物而進行繁殖。

●腸內細菌及對身體的影響

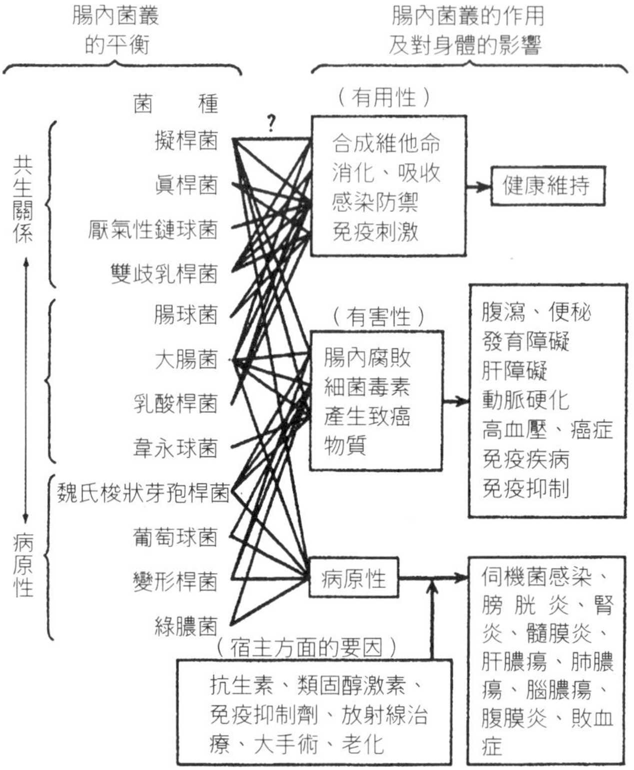

根據光岡知足所著的《腸內細菌的故事》

拖得太久的便秘，會使得腸內益菌和害菌的平衡瓦解，破壞共生關係。當腸內腐敗持續進行時，會引起各種不適症狀，同時也會引起嚴重的內臟疾病或感染症。

■大腸癌要早期發現、早期治療

現在的大腸癌有急增的趨勢。原因在於飲食生活的歐美化。事實上，大腸癌是以高脂肪、高蛋白、低纖維食物的歐美人較多見。

能夠早期發現，則治癒力高達95～100%。但是一旦出現出血或腹痛時，通常都已經轉移到其他部位。

因此每年都要定期接受檢查。此外，大腸癌的危險訊息如下：

・排便困難，用力時腹部疼痛。
・便中摻雜紅色血液或黏液（膿）。
・出現腹瀉或殘便感，排便不清爽。
・中年男性有貧血或噁心等現象出現。
・腹部有硬塊。

以雙歧乳桿菌爲代表的益菌、大腸菌或魏氏梭狀芽孢桿菌等害菌共生。健康的人體，益菌佔優勢。但是長期持續便祕時，益菌和害菌的平衡會瓦解。

攝取過多的肉食，糞便中的蛋白質遭到腐敗菌等作用的影響而腐敗時，就會產生各種毒素。這時，隨著血液一起循環體內，會引起頭痛、焦躁、肩膀酸痛、肌膚乾燥、高血壓等各種不適症狀，容易成爲疾病的根源。

最可怕的是會提高致癌性。

攝取過多的脂肪時，爲了消化脂肪，必須增加膽汁酸的分泌量。失去平衡的腸內細菌作用，會促使膽汁酸變化爲致癌物質。

如果和糞便一起長時間停留在大腸內，則會刺激腸壁，提高罹患癌症（大腸癌）的機率。

此外，雙歧乳桿菌較多時，腸內的PH值爲6，減少時則PH值爲7，接近中性，殺菌力降低，形成由外部進入的大腸菌容易增殖的環境。

治療宿便是以食物療法及運動爲基礎

爲習慣性便祕所苦的人，通常會依賴瀉藥等。

然而，經常使用瀉藥，效果會逐漸減弱，最後不使用藥物就無法排便，引起依賴藥物的弊端。因此，絕對不能依賴藥物。另外，灌腸或塞劑也會有相同的害處，必須注意。

在治療便祕之前，不妨先重新評估自己的生活形態。

可以安心服用中藥瀉藥的想法是錯誤的

很多承受壓力的女性會濫用瀉藥或止瀉藥，令人擔心。

便秘時服用瀉藥，而當藥無效時，就使用刺激性更強的藥物，導致引起腹瀉，於是又服用止瀉藥物，結果又出現便秘…。反覆這種現象。

很多人認為中藥有效，而且藥性溫和。但事實上有些卻是刺激性較強的藥物。絕對不要任意判斷，輕易的服用藥物。

一定要了解便秘的原因，去除原因，才是解決便秘的根本之道。

想立刻改變生活習慣來治療便祕，並不是簡單的事。首先，最好將每天的行動和飲食內容記錄下來，在能力所及的範圍內慢慢改善。

不需要做什麼特別的運動，只要經常打掃，或減少以車代步，養成每天活動身體的習慣即可。運動的重點在於持之以恆，並從自己有興趣的運動開始做起。

習慣活動身體之後，不妨進行腹肌運動。早上起床後或晚上睡覺前，花一點時間做運動。

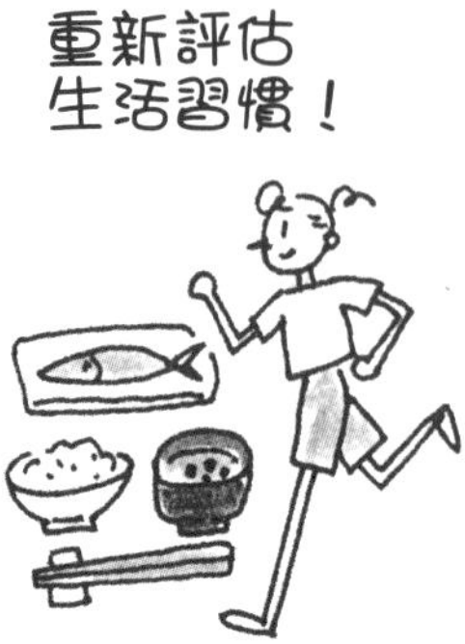

飲食方面，積極攝取海藻類等含有豐富水溶性食物纖維，以及穀物和根菜類等含有豐富非溶性食物纖維的食品。食物纖維的攝取方式及1天的必要量等，請參照後面的說明。

工作忙碌的人經常不吃早餐，但是如果想要治療便祕，就要養成吃早餐的習慣。

早晨具備容易引起大腸蠕動運動的條件。一旦錯過時機，則即使想要靠意志來控制當天的排便也很困難。

營造舒適的廁所空間，養成早餐後排便的習慣

便祕的人，往往需要花較長的時間排便。因此，不妨將廁所裝潢成能使身心放鬆而容易排便的環境。

忍耐便意是習慣性便秘的開始

人類和其他的動物不同，感覺有便意時還可以忍耐。

但是這樣會造成後遺症，有不少人因此而罹患習慣性便秘。

一旦忍耐便意，漸漸的就感覺不到便意。

有些上班族經常在通勤的途中忍耐便意，因而導致習慣性便秘。

在早上交通擁擠的時段中途下車，的確需要勇氣。但是即使中途下車上廁所，也要擁有較充裕的排便時間。

尤其寒冬時節廁所太冷，令人想要忍住便意而不去排便。這時可以利用芳香的花裝飾、使用暖氣或附帶自動清洗機能的馬桶等，讓上廁所變成輕鬆愉快的事情。

此外，即使早餐後沒有便意，還是要養成上廁所的習慣。

疾病引起的便祕，則先決條件是要治癒疾病

便祕有時是罹患疾病所引起的。

例如大腸出現息肉或腫瘤等障礙物，大腸沾黏、胃的幽門狹窄、糜爛性胃炎或周圍臟器罹患疾病，只要大腸受到外部的壓迫，就很難排便。

如果遲遲無法痊癒，就必須盡早去看消化器官門診，專心治療疾病。

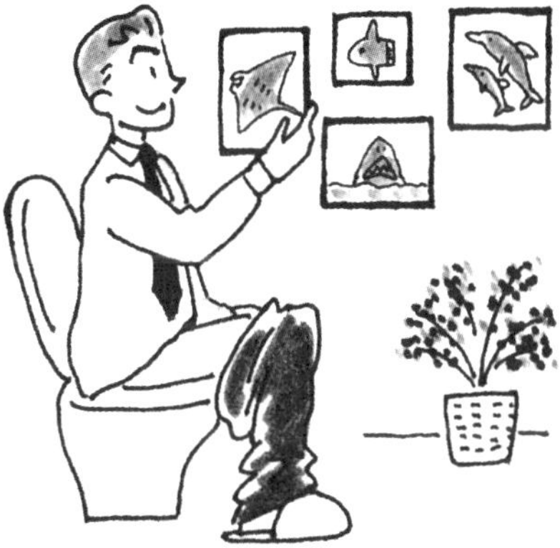

讓廁所成爲你喜歡的場所

因爲其他藥物的副作用而引起的便秘

因為胃潰瘍等其他疾病而服用藥物，也可能會引起便秘。

例如治療胃潰瘍所使用的H2受體劑、降壓藥、向精神藥、支氣管擴張藥等，都最好和醫師商量，請醫師開不容易罹患便秘的藥物。

消除宿便的11種方法

1 食物纖維＊增加糞便量，促進排泄

要產生良質糞便，則營養成分是不可或缺的

食物纖維和蛋白質、脂質同樣的都是營養素。然而，與其他營養素的不同點，在於通過胃腸時，不會被消化吸收。亦即纖維本身會成爲糞便的材料。

尤其是非溶性的食物纖維，具有強力吸收水分的作用。在大腸內，能夠吸收老廢物和周圍多餘的水分，甚至連致癌物質都加以吸收，變成像海棉般膨脹而柔軟的糞便。如此一來，就可以毫不費力的順暢排泄。

此外，水溶性的食物纖維具有黏滑的黏性，不會損傷腸壁，能夠促使糞便順暢排出。任何一種食物纖維都是腸內益菌的食物，所以有助於增加益菌。

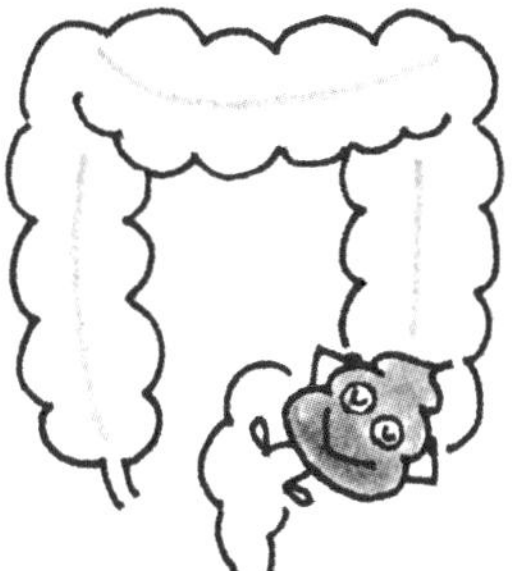

藉著食物纖維之賜，能夠順暢排出軟硬適中的糞便。

食物纖維1天的攝取標準爲20～30ｇ

要產生良質的糞便，應該要攝取多少食物纖維呢？

大致的標準是1天攝取20～30ｇ。

從雜糧中攝取這些食物纖維是一種方法。利用糙米和胚芽米代替精白米或精白麵包，同時積極攝取小米、大麥、薏仁、小麥殼（米糠）或黑麥粉（黑麵包的材料）等。

有效的健康資訊

檢查是否缺乏食物纖維

要知道1天是否攝取20～30g的食物纖維，最簡單的方法是檢查每天的排便情況。1天1次，能夠排出150g的柔軟糞便（1根香蕉的重量），就是符合標準。食物纖維攝取愈多，排便量會增加，糞便中的氣體（氣泡）也會增加，結果糞便就會變得更輕。

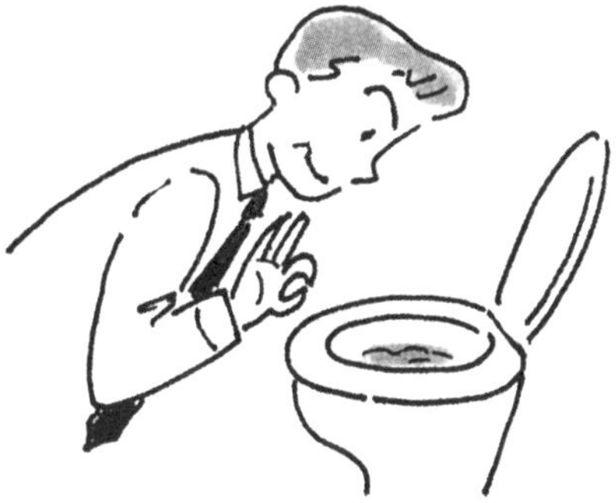

沒有腹瀉，形狀完整浮在水中的糞便，就是攝取足夠食物纖維的證明。

生菜沙拉的纖維較少，最好積極攝取根菜類或海藻類

纖維質較多的食品，包括糙米和胚芽米等穀類、牛蒡和胡蘿蔔等根菜類、豆類、藷類，以及羊栖菜和海帶芽等海藻類。

很多人可能不知道，萵苣、高麗菜、小黃瓜等可以做成生菜沙拉的蔬菜，其纖維質的含量並不多，因此，不適合用來治療便祕。

左表所示的纖維質含量豐富的食品，不要只偏重吃某一種，必須混合各種食品均衡攝取。

●食物纖維較多的食品（100 g中）

食品名	水溶性	非溶性	總量
瓊膠塊	無法分辨為水溶性或非溶性		74.1g
糙米	0.7g	2.3g	3.0g
胚芽精米	0.3g	1.0g	1.3g
甘藷	0.5g	1.8g	2.3g
菜豆	3.3g	16.0g	19.3g
黃豆	1.8g	15.3g	17.1g
紅豆	1.2g	16.6g	17.8g
拉絲納豆	2.3g	4.4g	6.7g
乾羊栖菜	無法分辨為水溶性或非溶性		43.3g
牛蒡	2.3g	3.4g	5.7g
胡蘿蔔	0.7g	2.0g	2.7g
菠菜	0.7g	2.1g	2.8g
蘋果	0.3g	1.2g	1.5g
乾香菇	3.0g	38.0g	41.0g
新鮮香菇	0.5g	3.0g	3.5g
蘿蔔乾	3.6g	17.1g	20.7g
芝麻	1.6g	9.2g	10.8g

2

大量的水＊滋潤硬便

早上起床時空腹喝2杯水較有效

糞便太硬時，排便容易出血，反而令人不想排便。因此，最好讓糞便充分含有水分，變成軟便。

要使糞便柔軟，除了充分攝取水分之外，大量喝水也有效。

早上起床後立刻喝水。喝下去的水分，80％被小腸吸收，10％被大腸吸收。在身體尚未開始活動之前，水分會到達糞便。起床後，經過一段時間，水分就會被小腸吸收。

爲使效果出現，最好飲用2杯水（約500毫升）。

無法一次喝這麼多水的人，不一定要喝水，也可以飲用牛乳或果菜汁等。

此外，冰水比溫水更能有效的刺激腸。

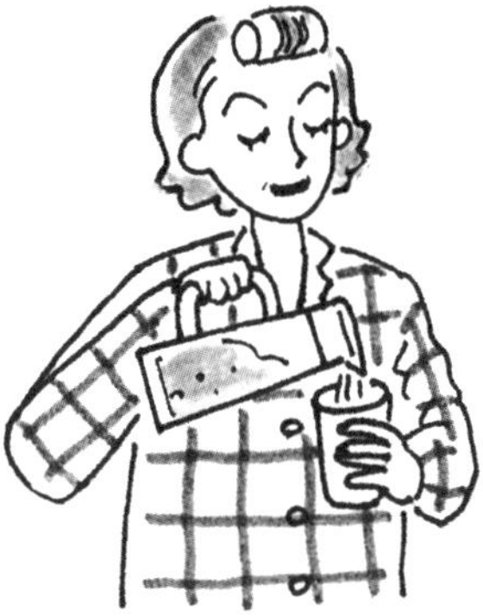

養成早上起床後立刻喝水的習慣

水能夠刺激胃・結腸反射，引起蠕動運動

促進排便的重點，在於胃・結腸反射。

當食物進入胃內時，訊息到達結腸，大腸就會開始蠕動。早上起床空腹時，是最佳的胃・結腸反射時機，喝水能夠有效的促進反射。

另外，喝水之後開始蠕動運動，並不表示就可以不需要吃早餐。不吃早餐，則1天的食物纖維量會減少。爲了消除便祕，一定要養成吃早餐的習慣。

3 穀類、豆類＊刺激腸使排便順暢

胚芽和種皮含有濃縮的營養成分，最好將糙米當成主食

在豐衣足食的時代，糙米的營養價值被重新評估。與精白米相比，食物纖維、維他命B_1・E高達4倍。

將其當成主食，能夠確保消除便祕所需要的量。不習慣糙米味道的人，可以混合精白米來食用。另外，早餐可以煮柔軟的粥來吃。

●米的種類不同
纖維量也不同
（100ｇ中）

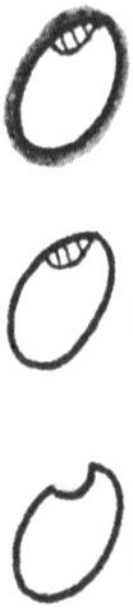

含有豐富食物纖維的菜豆、含有寡糖的黃豆

豆類中富含能夠消除便祕的成分。

例如菜豆、小紅豆、豌豆等都富含食物纖維，而且能夠充分攝取到優質蛋白質或維他命類。

攝取食物纖維，刺激腸，使排便順暢，就能促使致癌物質排出體外。

有「菜園之肉」之稱的黃豆，除了食物纖維之外，還含有能夠成為在大腸內發揮良好作用的益菌代表雙歧乳桿菌的食物的寡糖。

腸內細菌包括益菌和害菌2種，健康人體中的益菌數較多。持續便祕狀態時，害菌佔優勢，容易產生致癌物質。

積極攝取黃豆，就能促使益菌雙歧乳桿菌增殖，降低致癌率。

事前浸泡黃豆，能夠進行簡單的料理。晚上就寢前，將黃豆浸泡在大量的鹽水中，早上煮到用手指可以壓碎的程度即可食用。

4

海藻類＊水溶性纖維使糞便柔軟

促進糞便吸收水分，使大腸內的毒素迅速排出

海藻類中對糞便有效的成分是食物纖維。

根菜類中所含的食物纖維，多半是很難溶於水的纖維，但是海藻類的纖維則是屬於水溶性的。纖維在腸內不會被消化，但海藻類的纖維溶入水中會膨脹，增加黏性，使得糞便柔軟。

黏滑是多糖成分造成的，爲易溶於水的纖細纖維，會在水分中擴散，產生黏滑。

海帶、海帶芽或羊栖菜等褐色海藻中所含的纖維，稱爲藻酸。與水果中含量豐富的果膠及蒟蒻中的葡甘露聚糖相似。

此外，石花菜或髮菜中所含的瓊膠也是食物纖維。近年來，因爲具有抗癌作用而備受注目的墨角藻聚糖也是其同類。

●海藻的種類與食物纖維含量（100g 中）

石花菜	47.3g
乾羊栖菜	43.3g
綠紫菜	38.5g
烤海苔	36.0g
海帶芽（直接乾燥）	32.7g
海帶	27.1g
調味海苔	25.2g

含有豐富食物纖維的羊栖菜

海藻類中食物纖維含量較多的是羊栖菜。

其量爲牛蒡的5倍，另外還含有豐富的鐵、鈣、鎂等。和黃豆、油豆腐塊、胡蘿蔔、蓮藕等一起煮成的五目羊栖菜，當成常備菜保存起來，隨時都可以食用。

羊栖菜分爲乾燥品及生鮮品2種，營養價值完全相同。

生鮮羊栖菜具有黑色光澤，最好選擇稍微膨脹的羊栖菜。

瓊膠能夠促使膽固醇隨著糞便排泄掉

海藻同類石花菜的原料瓊膠，含有豐富的食物纖維。

瓊膠所含的食物纖維是水溶性的，在小腸內形成具有黏性及保水力如蒟蒻般的物質，製造出含有水分的大型糞便。糞便柔軟，呈果凍狀，容易排泄。

水溶性的食物纖維，能夠將膽汁內多餘的脂肪酸和膽固醇包在瓊膠中，隨著糞便排出體外。

瓊膠沒有香味，可以搭配日式點心，或是和魚、肉、蔬菜等一起烹調，做成營養均衡的料理。

有效的健康資訊

無法攝取食物纖維的人應該如何處理？

飲用瓊膠飲料

日本的電視和雜誌上都曾介紹過利用瓊膠做成的果汁。

做法很簡單（參照圖）。

●瓊膠飲料的作法

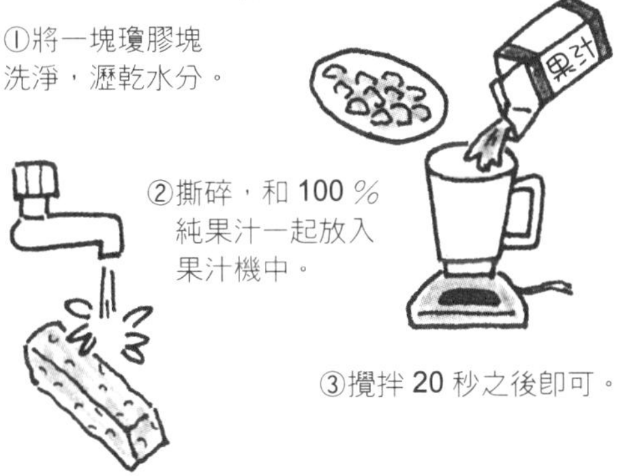
①將一塊瓊膠塊洗淨，瀝乾水分。
②撕碎，和 100 % 純果汁一起放入果汁機中。
果汁
③攪拌 20 秒之後即可。

瓊膠含有74．1g的食物纖維，在體內吸收250倍的水而變得膨脹，所以會刺激腸道，促進排便。

有助於預防糖尿病和肥胖，日本有的醫院甚至將其納入治療食品中，證明確實有效。

含有食物纖維的健康食品安全嗎？

市售的食物纖維飲料種類繁多，主要成分不是天然的食物纖維，而是化學合成的人工纖維。雖然安全，但是攝取過多容易引起腹瀉。

一旦發生腹瀉，則消化液中所含的鈣和鎂等礦物質會流失，引起無機質缺乏症。因此，千萬不要因為方便而飲用過量。

5 蘋果＊治療便祕及腹瀉

果膠的保水力爲食物纖維重量的30倍

「每晚1顆蘋果醫師遠離我」，這是歐洲的俗諺。蘋果是營養價值極高的水果，有益於身體健康。

對便祕有效的原因，在於蘋果中含有水溶性及非溶性這兩種食物纖維。

果膠是水溶性的纖維，保水力極高，其水分爲纖維重量的30倍。

此外，和瓊膠中所含的纖維同樣的，在小腸內形成如蒟蒻般具有黏性的成分。如蘋果醬般濃稠的成分就是果膠。

根據實驗證明，蘋果的果膠能夠促使腸內的乳酸菌增加，所以能夠清掃腸內。

非溶性的食物纖維包括纖維素、半纖維素及木素等，能夠使糞便量增加。

●蘋果的主要營養成分
（100g 中）

熱量	54kcal
不溶性食物纖維	1.2g
水溶性食物纖維	0.3g
鉀	110mg
維他命C	4g
胡蘿蔔素	21μg

果膠聚集在蘋果皮中，最好連皮一起吃

果膠聚集在果皮及果皮附近。

果膠不只能使糞便量增加，腹瀉時可以吸收水分，使糞便保持適當的硬度。

便祕時，最好連果皮一起吃。腹瀉時，將蘋果擦碎攝取，效果更好。

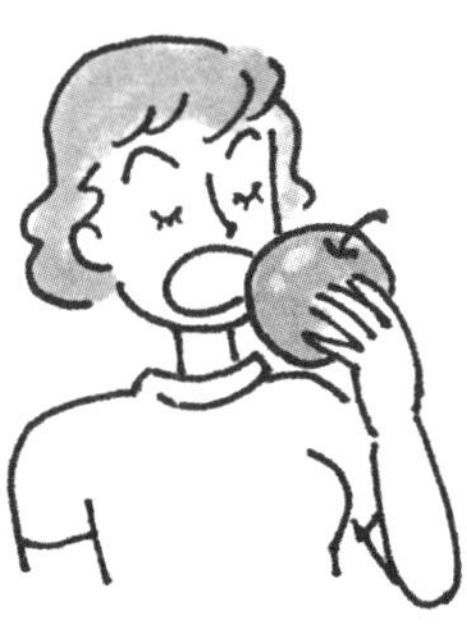

蘋果要連皮一起吃，如果要削皮，也只要略削皮即可。

6 優格＊乳酸菌能促使腸內益菌活化

增加雙歧乳桿菌，使排便順暢

牛乳中添加乳酸菌、使酸凝固所製成的優格，和食物纖維同樣的，是習慣性便祕的人不可或缺的食品。

當大腸內的糞便沒有排泄掉而積存下來時，雙歧乳桿菌等益菌會減少，魏氏梭狀芽孢桿菌等害菌會增加。害菌會使腸內的氨基酸等腐敗，製造出有害毒素或致癌物質。而優格所添加的乳酸菌，能夠促使益菌雙歧乳桿菌增殖，抑制害菌的繁殖，同時具有提高免疫力及殺菌力的效果，並抑制大腸菌或O157（病原性大腸菌）的生成。

然而，優格中所含的乳酸菌效力無法持久，最好每天攝取200g。

根據相關單位規定，乳酸菌或酵母數1毫升中有一〇〇〇萬個以上（乳酸菌飲料爲一〇〇萬個以上）的食品，才能稱爲優格。

市面上銷售的含有雙歧乳桿菌的優格或乳酸菌飲料，能夠提高排便效果。另外，也可以在普通的優格中加入健康食品店販賣的雙歧乳桿菌粉末（1包含有30億個雙歧乳桿菌）。

不過，隨著年齡的增長，腸內細菌的環境會產生變化（參照上圖）。用母乳餵哺的嬰兒，其腸內細菌95～99％是雙歧乳桿菌。斷奶後，則銳減爲10～20％。

高齡者腸內的害菌比益菌更佔優勢，所以有習慣性便祕的高齡者最好積極攝取優格。

●腸內細菌會隨著年齡增長而產生變化

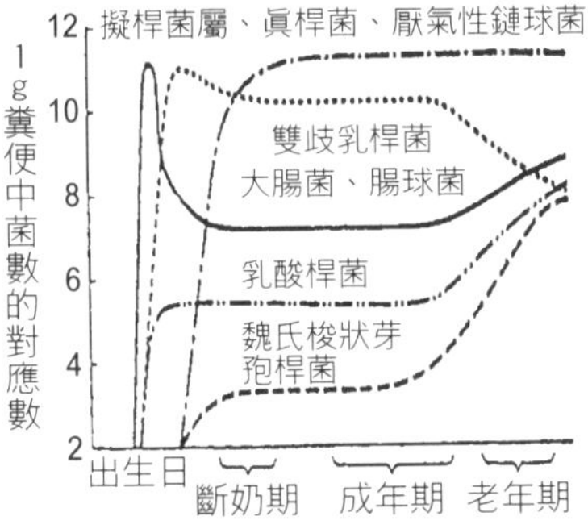

根據光岡知足所著的《腸內細菌的故事》

7 寡糖＊成爲益菌的食物，改善腸內環境

每天攝取不會被消化吸收而能夠到達大腸的甜味成分能夠促使雙歧乳桿菌增殖

因爲具有促使雙歧乳桿菌增殖的作用而備受注目的物質，就是寡糖。

存在於黃豆、洋蔥或蜂蜜等自然食品中的成分，被稱爲「少糖類」。葡萄糖和果糖等已經分解到不能再分解的最小單位的糖，稱爲單醣。寡糖則是2個以上的單醣結合而成的物質。

依寡糖原料的不同，效能和名稱也各有不同。例如黃豆中所含的寡糖是黃豆寡糖，洋蔥、蘆筍或牛蒡中所含的少量寡糖則是果寡糖。另外，還有乳果寡糖、半乳糖寡糖等。共通點爲：①在胃和小腸不會被吸收，會到達雙歧乳桿菌所在的大腸內，成爲雙歧乳桿菌的食物；②不會成爲在大腸內產生毒素的魏氏梭狀芽孢桿菌等害菌的食物。

爲了促使雙歧乳桿菌增加，最好每天攝取5～10g的寡糖，亦即食用1個完整的洋蔥，才能攝取到最低限度的量。最近，市面上開始販賣含有寡糖的甜味料等，可以嘗試使用。

有效的健康資訊

雙歧乳桿菌只有一部分能夠到達大腸

要使大腸內的益菌雙歧乳桿菌增加，則需要擁有成爲其食物的食物纖維、乳酸菌及寡糖。關於其重要性，前面已經介紹過了。

另外，可以直接攝取雙歧乳桿菌。市面上販售許多含有雙歧乳桿菌的食品。

遺憾的是，經口攝取到體內的雙歧乳桿菌，在胃中就會被胃酸殺死，只有其中的一小部分能夠到達腸。

近年來已經推出能夠保護雙歧乳桿菌免於胃酸傷害的膠囊狀雙歧乳桿菌營養輔助食品。

8 腹肌運動＊創造能夠排出糞便的力量

肌力減退，推出糞便的腹壓減弱，會成爲便祕的根源
養成每天做腹肌運動的習慣

身體的肌力減退，就容易引起便祕。

食物纖維較多的良質糞便能夠到達直腸，但是如果提高腹壓所需的腹肌力非常弱，那麼就無法將糞便排出體外。

有皮下脂肪附著的腹部，藉著持續運動，就可以慢慢的培養腹肌力。最好養成每天做腹肌運動的習慣。

配合自己的身體狀況，選擇可以鍛鍊腹肌力的運動。

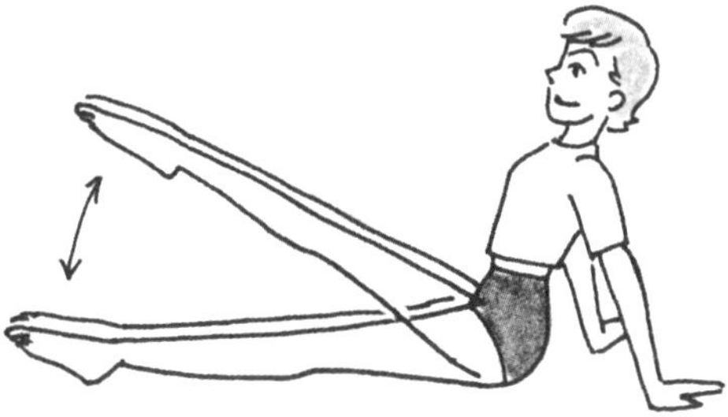

雙腿伸直坐下，雙腿併攏，上抬到離地 30～50 cm的高度，慢慢的數到 10 之後放下。反覆 2 ～ 3 次。

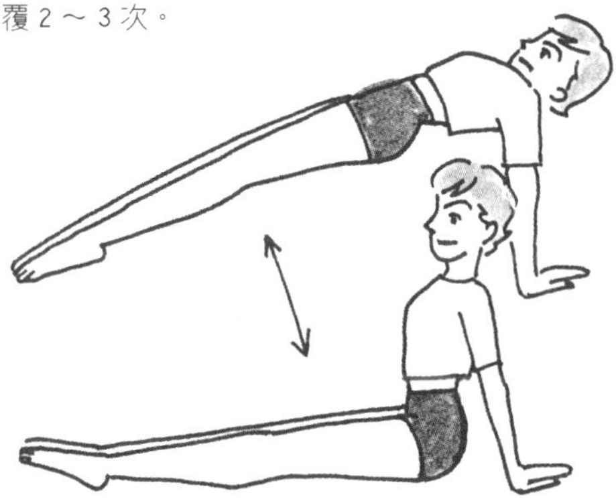

雙腿併攏伸直坐下，雙手在後方支撐，抬腰，伸直身體，落腰。反覆 10 次。

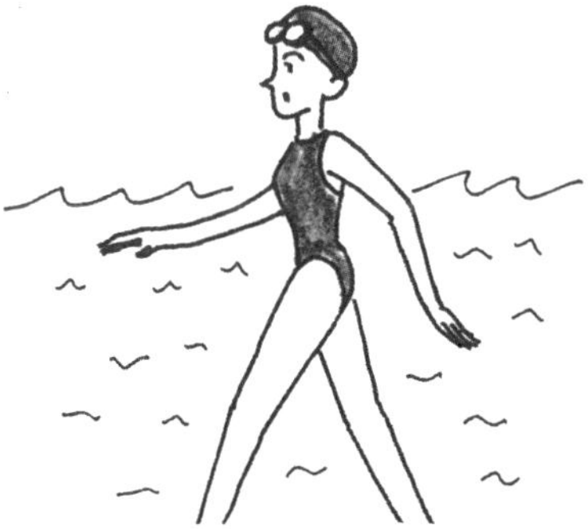

在游泳池的水中大幅度擺盪手臂，走 30 分鐘左右。

9

按摩腹部＊促進腸的運動

腹肌力較弱的人或臥病在床的高齡者進行「の」字按摩很有效

腹肌較弱的人或臥病在床的高齡者，可以藉著按摩腹部來幫助腸的運動。

肚臍周圍聚集許多能刺激自律神經功能的穴道。以肚臍爲主，輕柔的進行按摩。

最好在飯後2～4小時進行按摩。這時食物已經從胃移動到腸，按摩效果較好。剛吃完飯、肚子很飽時，絕對禁止按摩。

飯後，身體右側朝下側躺，能夠使食物迅速消化。

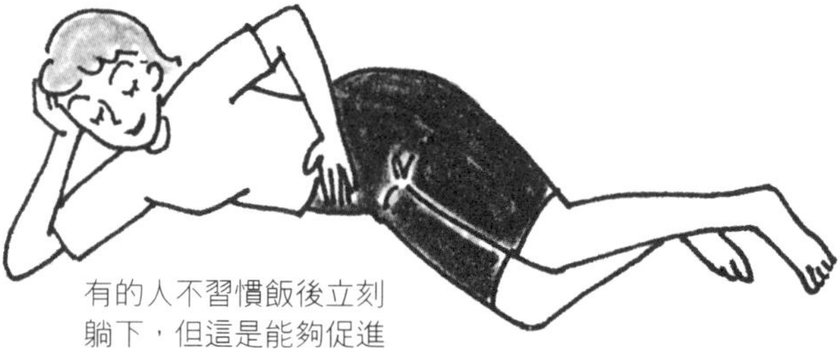

有的人不習慣飯後立刻躺下，但這是能夠促進消化的好體位。一定要右側朝下躺著。

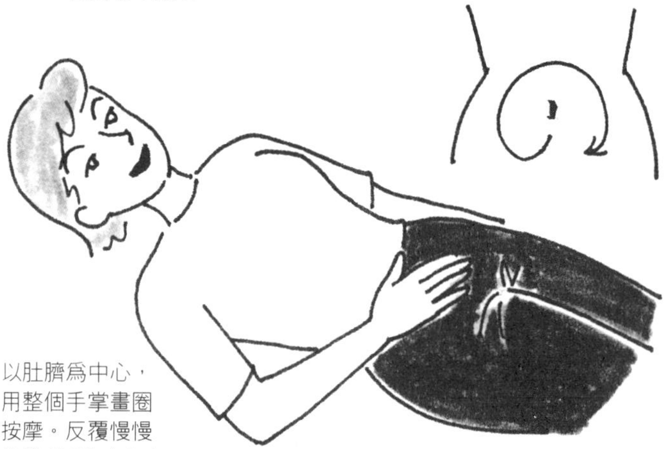

以肚臍爲中心，用整個手掌畫圈按摩。反覆慢慢的進行20次左右。

10 洗腸療法＊有效的預防大腸癌

沖除殘留在大腸的糞便，改善腸內的細菌環境

由肛門注入溫水再讓水排出，這種洗淨腸的方法稱爲「洗腸療法」。

能夠消除便祕或腹瀉，使得大腸內的益菌和害菌保持平衡，藉此預防大腸癌。

歐美許多的女演員或模特兒經常進行洗腸療法，但在東方還不普遍。根據體驗者的說法，「洗淨後腸變得輕盈」、「肌膚具有光澤」，深獲好評。

治療順序如下：

①側躺在床上。將塗抹潤滑劑的管子朝直腸方向插入5～6cm，讓溫水注入腸中。

②身體仰躺，注入溫水。

③到達某種程度的量時，透過插入肛門的管子，將腸內的汙水排出。反覆進行數次。

在洗腸時，按摩腹部。藉著溫水和按摩的刺激，促使殘存在腸內的糞便和腸壁的老舊細胞隨著溫水排出體外，最後再丟棄插入肛門的管子。另外，進行這項療法時所使用機械，每次都要消毒。實行該療法之前，不需特別限制飲食。

不過，洗腸療法必須進行數次才能奏效。

利用「簡易式洗腸器具」在家中輕鬆進行

可以安裝在家中廁所內的簡易式洗腸器具，在日本已經當成醫療用具上市。

把6公升的溫水裝入附屬槽中，再將與水槽相連的管子插入肛門內。溫水注入腸內・排出，進行洗淨作業。

購買時需要得到醫師的說明書。

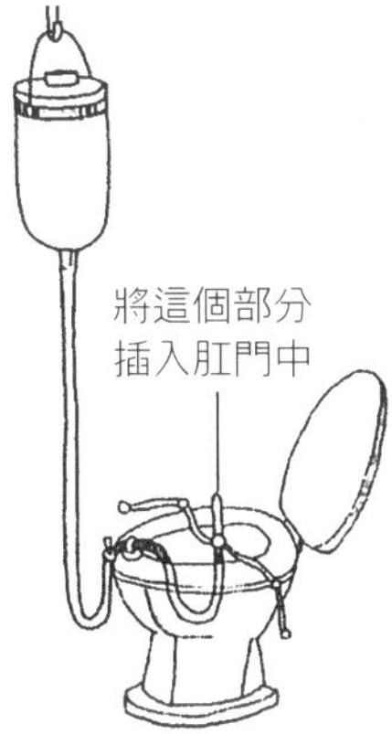

11 斷食＊使體內細胞復甦

排除積存在腸內的老廢物或毒素，使衰弱的內臟恢復活力

斷食是指在一定的期間內不攝取任何食物。

●斷食的好處

- 排出體內毒素
- 減輕體重
- 讓消化器官休息
- 紓解壓力
- 頭腦清晰
- 斷食之後食量減少
- 促進自律神經平衡

罹患疾病或身體衰弱者都不能勉強進行，但是平常攝取高脂肪食物或飲食過量的人，則可以藉著斷食讓經常使用的胃腸等消化器官好好的休息。

此外，斷食能夠促使失去平衡的自律神經功能恢復正常。

根據將斷食納入治療法中的醫師的報告，確認斷食可以排泄進入體內的有害化學物質。

斷食不只能夠排除積存的糞便，恢復腸的力量，同時也可以期待它產生各種效果。

接受專家的指導，充分攝取水分

自古以來，某些宗教就進行斷食。近來，有更多的人認爲斷食能恢復身心健康而開始實行。

斷食期間完全不能攝取任何食物，但是爲了預防脫水，促進身體的淨化，則可以充分補充開水、茶、果汁或清湯等。有些斷食道場則只供應水。

總之，一定要在專家的指導下正確的實行斷食。

外行人斷食數天就會造成危險。

斷食後的飲食生活很重要，暴飲暴食會導致功虧一簣

斷食結束後，可以體會進食的可貴。

然而，很多人會因爲反彈現象而暴飲暴食，這樣容易損傷胃。

持續3天以上的斷食，胃會稍微縮小，所以食量要慢慢的增加。

此外，結束斷食之後，進食時要細嚼慢嚥。吃得太快，容易造成飲食過量。充分咀嚼，則即使吃得少，也能得到滿足感。在八分飽時就要停止進食，讓身體習慣少量飲食。

可以在家中進行安全且效果極大的週末斷食

沒有時間到專業機構進行斷食療法的人，可以嘗試週末1天的斷食。如果是半天或1天的斷食，則即使沒有專家的指導，也可以在家中輕鬆進行。

斷食時，要預設準備階段，避免立刻進行眞正的斷食。斷食結束後，要以緩慢的步調恢復飲食。不過，若是中途感覺不適，就要立刻中止斷食，攝取粥等對胃不會造成負擔的食物。

1天斷食成功之後，可以進行週末斷食。多做幾次，則身體自然會要求斷食和少食所產生的舒服感。最後，包括飲食在內的生活習慣都能夠自然獲得改善。

●星期六進行斷食的方法

星期五最好在八點以前吃完晚餐，而且量要比平常減少一些。

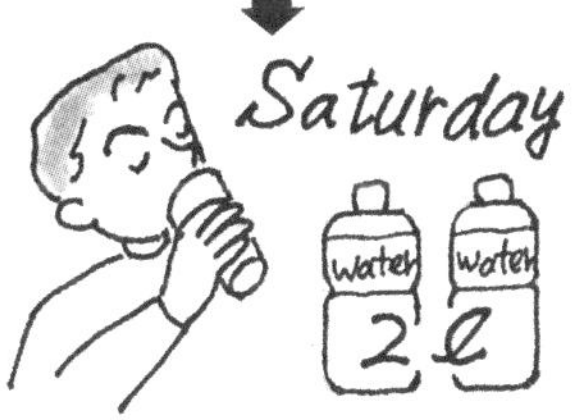

星期六斷食當天，只能攝取2公升的茶或水等水分。其他並沒有什麼特別的限制。

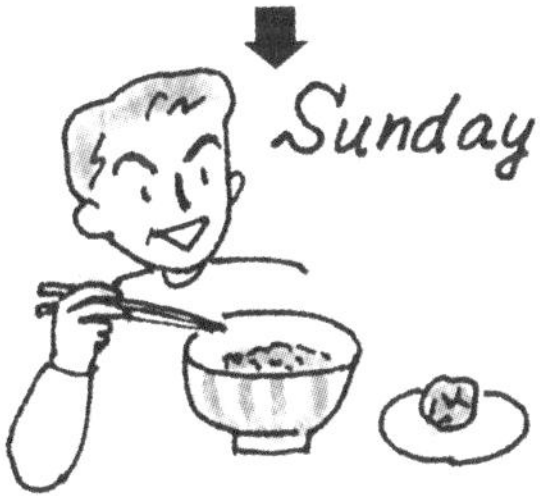

斷食結束的星期天，一開始的飲食很重要。煮軟的粥配上醃鹹梅等，花較長的時間慢慢咀嚼1碗。午餐及晚餐的量都要比平常少一些，盡量選擇清淡的口味。

體內廢氣——有害的體內廢氣循環全身

放屁時70%都是經口進入的空氣

所謂的放屁，其真正的構造到底是什麼呢？

事實上，屁的成分70%是進食時隨著食物一起進入口中的空氣。由氮、二氧化碳、氫、甲烷及氧等所構成的。其餘30%中的20%是存在於血液中的氣體透過腸壁到達腸，而剩下的10%，則是大腸內食物的殘渣由細菌分解後所產生的氣體。

由細菌產生的氣體，包括氨氣、硫化氫、吲哚、糞臭素、揮發性胺、揮發性脂肪酸等會產生惡臭的氣體。由肛門排出時，就會形成臭屁。

另外，腸內的氣體不一定都會形成屁。70%的氣體通過腸壁，流入血液中，有的會從血液中漏到腸內。亦即氣體會往來於血液中和腸內。

有的人因爲很少放屁而感到擔心。不過，原本應該從肛門排出的氣體沒有排出時，會經由腸黏膜被吸收到血液中，通過肝臟到達尿中，或是經由肺，隨著呼氣而排出體外。

但是如果大量的氣體積存，循環於體內的量增多，就會出現如次頁所示的症狀，引起各種不良影響。

健康人的放屁量是多少？

一般來說，健康人的消化道內有100ml的體內廢氣。成為屁排出體外的量，成年男性1天為100~2800ml，變動空間極大。

這是因為飲食種類的不同會造成極大的變動。吃了不容易消化的藷類或豆類，則廢氣量會增加為2~10倍。

歐美人的放屁量最多也只有日本人的10分之1而已，這是因為食物纖維攝取量較少的緣故。相反的，因為攝取肉食，因此屁的臭味較強。

胃中積存廢氣時會形成吞氣症

體內廢氣不光積存在腸，也可能積存在胃中。因為壓力等原因而吞下太多空氣所造成的吞氣症，會使得體內廢氣積存在胃入口的噴門處，因此會出現噯氣的現象。

體內廢氣積存會造成何種情況？

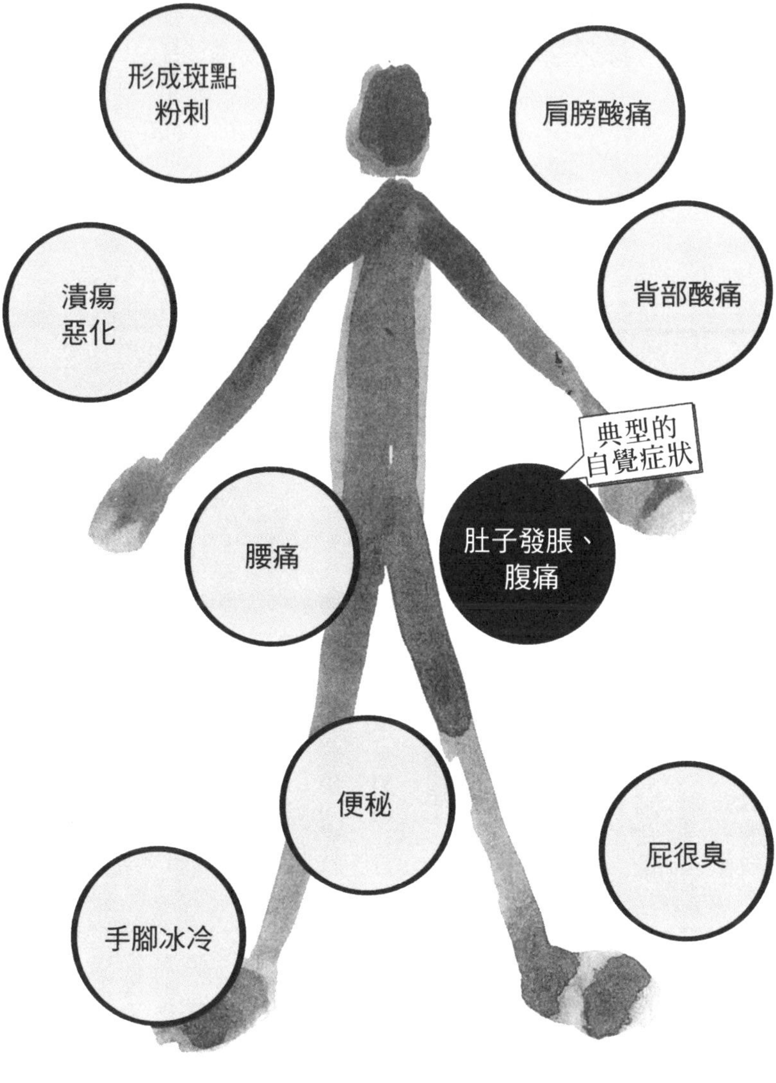

■成爲診斷標準的徵兆■

- 有些人的血壓會上升。
- 做腹部 X 光檢查，胃和腸泛白，表示體內有廢氣積存。
- 潰瘍出現時，需要進行胃的 X 光檢查等精密檢查。

臭屁表示體內害菌較多

由平常的經驗可以知道，人體並不是每次都會排出臭屁，有時屁沒有味道。

爲什麼有的屁會臭，有的屁不會臭呢？

●細菌的棲息

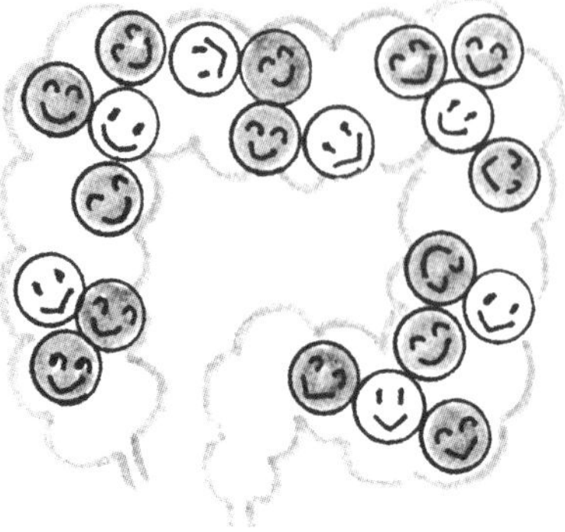

腸內細菌會棲息在大腸壁的黏膜

在宿便的主題中已經說過，食物在胃腸被消化吸收，殘渣成爲糞便排泄掉。而成爲臭屁的體內廢氣，就是在這個過程中產生的，主要場所是在大腸。

大腸內棲息著100種、100兆個細菌。當食物的殘渣流入時，細菌會以這些殘渣爲食物而繁殖。細菌可以分爲2種。一種是使腸功能順暢的雙歧乳桿菌等益菌，另一種則是會製造有害物質的魏氏梭狀芽孢桿菌等害菌。

產生臭屁的主因是害菌。健康而年輕人的腸內，雙歧乳桿菌的數量較魏氏梭狀芽孢桿菌多。不過，隨著年齡的增長，魏氏梭狀芽孢桿菌會逐漸佔優勢。

因此，年長者放屁的次數會增加，而且是臭屁。因爲老化，消化吸收

惡臭屁的原因是肉食。但是也可能是來自於胰臟的毛病

持續過著偏向肉食的飲食生活，容易排放臭屁。蛋白質在發酵分解時所產生的吲哚、糞臭素、硫化氫，都會成為惡臭的根源。可以服用消化劑預防，使食物在小腸充分消化。

此外，因為喝酒過多，胰臟的功能減弱時，消化酶的分泌減少，不消化物增加，也會使得屁變得很臭。

放屁會遺傳

依體質的不同，有的人屁較多，有些人屁較少。這是因為遺傳上就事先決定好製造甲烷（屁的成分之一，不臭的氣體）的細菌是否在腸內棲息的緣故。臭屁當然有問題，但如果是放出不臭的屁，那就表示你很健康。

另外，如果腹部沒有積存體內廢氣，那就沒有問題了。

力減弱，食物尚未消化就送達大腸，而能夠幫助腸作用的雙歧乳桿菌較少，所以會產生帶有惡臭的氣體。

決定益菌和害菌之間平衡的關鍵，在於每天的飲食。

雙歧乳桿菌喜歡的食物是食物纖維或乳酸菌等。如果能夠從平常的飲食中攝取到這些物質，那麼就不會放臭屁了。

另一方面，害菌喜歡的則是動物性蛋白質或脂肪。

一旦持續過著攝取動物性蛋白質或脂肪較多的飲食生活，就會有放臭屁的煩惱。

此外，晚上暴飲暴食的生活形態，也和臭屁有關。

胃腸休息的時間，卻吃得很飽。

長期過著這種生活，胃腸容易疲累，胃液分泌過剩或不足，胃的機能就會逐漸減退。

原本應該被消化吸收的食物，還未完全消化就送到大腸，害菌造成食物腐敗，結果就會產生臭氣。

最麻煩的是，害菌不只會使屁變臭。

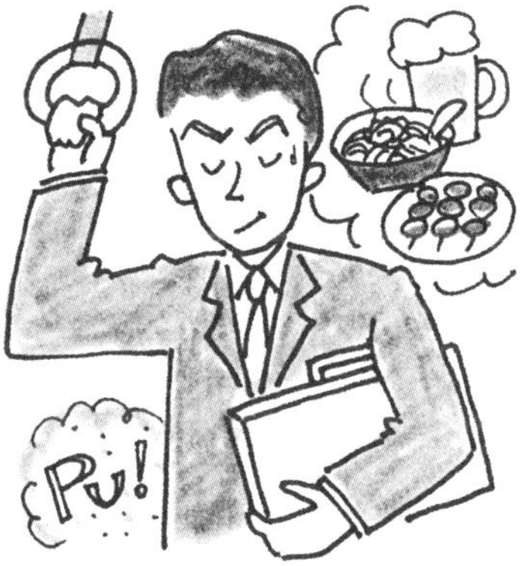

夜晚的暴飲暴食也會成爲放臭屁的原因之一。

體內廢氣會使得潰瘍惡化

胃或腸有潰瘍的人，不可以有廢氣積存體內。體內廢氣會刺激潰瘍的傷口，使得傷口擴大，不易治癒。

喝啤酒或是碳酸飲料，也具有和體內廢氣同樣的作用，最好不要飲用。

橫結腸有廢氣積存時會產生劇痛

如果運氣不好，體內廢氣積存在橫結腸的右角，就會產生劇痛。

這是因為膽囊和胰臟受到體內廢氣壓迫所致。

造成臭屁的根本，在於氨氣或吲哚等氣體。其中有的是有害物質。除了直接影響大腸之外，一旦被大腸壁吸收，則會對全身造成不良的影響。

在人前忍耐不放屁，臭屁積存在腸內，會成爲腹痛的原因，同時導致消化吸收的機能降低，抑制大腸的排泄。

發生便祕時，會使有害物質較多的廢氣積存，造成惡性循環。

不要忽略廢氣造成的致癌作用

腸內積存廢氣，對身體會造成何種不良影響呢？以下就深入探討。最可怕的是致癌作用。

魏氏梭狀芽孢桿菌等害菌，不只會使大腸內產生臭氣，同時還會產生亞硝基胺或酚等致癌性物質，甚至製造出具有增強致癌性作用的糞臭素等氣體。

另外，持續刺激大腸，會提高罹患大腸癌的機率。經常放臭屁或肚子發脹的人，最好盡早改善大腸內的細菌環境，排除廢氣。

含有有害物質的氣體通過腸壁，溶入血液中而循環全身時，機能降低的器官容易受到氣體的影響。

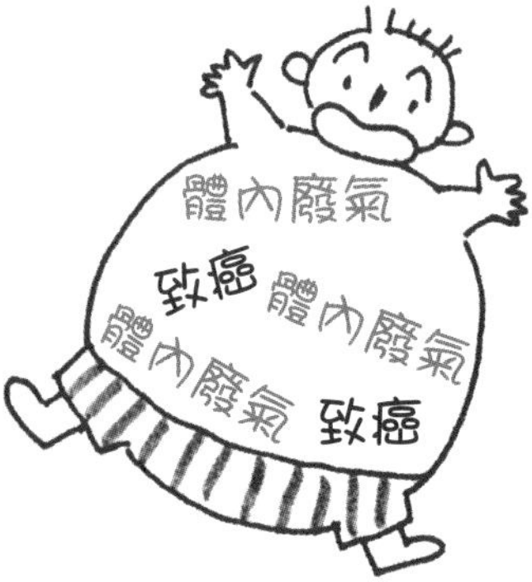

經常感覺肚子發脹，而且放屁很臭，就證明腸內環境不佳。

體內廢氣是美容的大敵

因為大腸的害菌而生成的有害氣體，通過腸壁循環全身，對新陳代謝會造成妨礙。在臉部會出現粉刺和斑點，引起皮膚乾燥。

吃東西時盡量避免吞入空氣

體內廢氣成分的70%是經口吞嚥到體內的空氣。為避免吞下空氣，吃東西時要增加咀嚼的次數，讓唾液和食物充分混合，藉此就能夠去除空氣。

吃東西狼吞虎嚥，沒有細嚼慢嚥的人，較容易放屁。

例如肝功能衰弱時會引起何種情況呢？肝臟具有將氨氣變成尿素的作用。如果廢氣中的氨氣量過多，肝臟無法負荷，就可能會導致意識昏迷。

積存在腸內的氣體，有時會壓迫血管，造成血液循環不良，成爲引發手腳冰冷的原因。

胃腸藥無法根本解決問題

爲避免產生有害氣體，首先應該改善飲食生活。

經常攝取含有大量動物性蛋白質或脂肪食品的人，只要改成以根菜類、諸類、豆類和海藻類等食物纖維爲主的營養均衡的飲食，就能改善腸內細菌。

益菌雙歧乳桿菌增加時，能夠促使氣體排出，而且會放出響亮的屁。反之，害菌增加時，氣體很難排出，而且放的是無聲無息的臭屁。

早、午餐時，可以攝取較多的飲食，但在胃腸功能較弱的夜晚，則應減少食量。

暴飲暴食容易使胃腸功能減退，這時，有的人會依賴胃腸藥。然而，藥物只能暫時讓胃腸輕鬆，若不改善不正確的飲食生活，導致胃腸功能衰弱，則氣體還是會持續積存。

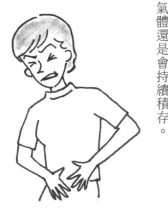

胃弱的人不容易排氣。

壓力會導致腸的害菌及體內廢氣增加

胃腸功能與自律神經有密切的關係。夜晚胃腸功能減弱，這就是自律神經的作用造成的。

因爲強烈緊張或不愉快的事情而形成壓力時，交感神經興奮，促進胃腸蠕動的副交感神經無法發揮作用，因此原本要藉由腸的蠕動運動排出的氣體也無法排出。此外，棲息在大腸的魏氏梭狀芽孢桿菌會因爲壓力而增加。

在現代社會中不可能過著完全沒有壓力的生活，但是仍要避免讓壓力積存，要學會紓解壓力的方法。

消除體內廢氣的6種方法

1 甘藷＊促進放屁，預防大腸癌

連皮一起吃，纖維素能引起蠕動運動，排出氣體

糞便中混合的小氣泡就是體內廢氣。糞便量增加，加速排出體外時，氣體也會隨著排出。

甘藷的食物纖維中含有豐富的纖維素。此外，β糖苷也具有和食物纖維相同的效果。在增加糞便量的同時，能強力刺激腸的活動，引起蠕動運動，促進排便。當腸內充滿氣體時，也具有將糞便擠出的力量。

另外，β糖苷不會被腸吸收，能夠送達大腸。被大腸內的細菌吃掉後製造出氣體。「吃甘藷容易放屁」的理由就在於此。尤其是吃較甜的烤甘藷，更容易排氣。

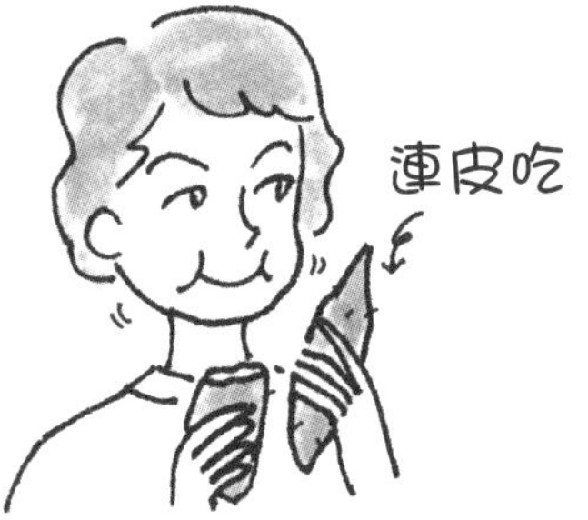

非溶性食物纖維的纖維素能夠增加糞便量，藥喇叭脂（存在於接近皮部的白色汁液中）能夠使糞便變得柔軟。

不過，如果連皮一起吃就不必擔心了。皮中含有分解澱粉的酵素，和皮一起吃，不僅容易消化，而且不會產生廢氣。

接近皮的部分，食物纖維含量較多。皮側則含有藥喇叭脂成分。該成分也存在於切甘藷時所產生的白色汁液中，能夠使糞便柔軟，幫助排便。

有效的健康資訊

藷類是營養膠囊，最好積極攝取

●馬鈴薯

一般而言，維他命C具有易溶於水、不耐熱的缺點。但是馬鈴薯中含量豐富的維他命C，受到澱粉的保護，即使烹調也不易溶出。

●芋頭

黏蛋白這種黏滑成分，具有肝臟解毒作用，同時能強化消化器官，保持肌膚的滋潤。

●山藥

山藥中澱粉酵素澱粉酶的含量比白蘿蔔泥更多，具有促使胃腸功能活化的作用。另外，也含有氧化還原酶及分解體內所產生的有害物質的酵素等。

不只是氣體，也要和癌症搏鬥 慢慢的加熱以增添甜味

甘藷的食物纖維不只能促使排氣，同時還能吸附致癌物質，具有防癌的重要作用。此外，含有維他命C、β-胡蘿蔔素等。這些物質都能使癌症的根源自由基無毒化。

近年來，發現甘藷汁能夠抑制癌細胞的增殖，目前仍在持續研究中。另外，甘藷的維他命C含量和柑橘並駕齊驅，即使加熱，60～70％都不會被破壞。

甘藷的吃法，包括烤甘藷、蒸甘藷或炸甘藷。多花點時間，慢慢的烹調，更能增加甘甜味。

此外，藉著澱粉酶的作用，在50～60度的低溫狀態下可以進行糖化。與其用微波爐加熱，不如採取烤甘藷的方式，更能增加甘甜味。

●甘藷（蒸）主要的營養成分　（100 g 中）

熱　量	131kcal
食物纖維	3.8g
維他命C	20mg
胡蘿蔔素	27μg
維他命E	1.5mg
鉀	490mg
鈣	47mg

2 乳酸菌＊防止有害氣體產生

與腸內害菌搏鬥，改善細菌環境　每天攝取能夠淨化腸

乳酸菌，是指在腸內分解乳糖或葡萄糖而製造出有機酸的細菌。

●含有乳酸菌的食品

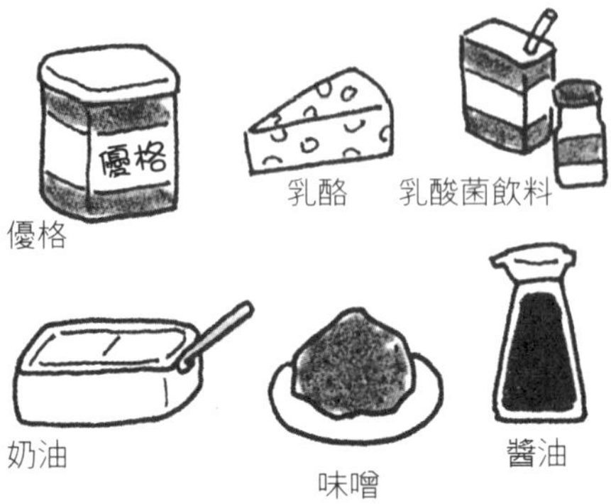

最有名的是雙歧乳桿菌，爲益菌的代表。另外，還有優格菌、乳酸桿菌等。這些乳酸菌會和製造有害物質的魏氏梭狀芽孢桿菌或大腸菌等害菌搏鬥。

害菌以動物性蛋白質等爲食物，會使體內產生亞硝基胺、吲哚等有害氣體。增加乳酸菌，才能抑制害菌的力量。

攝取乳酸菌，能夠減少害菌，減少有害氣體，提高身體的免疫力，使致癌物質的毒性喪失。

乳酸菌是活的，要在有效期限內攝取

乳酸菌有各種不同的種類，可以利用發揮其特徵的發酵食品。

乳酸菌是活的，要置於10度以下的冰箱中保存。發酵食品不會輕易腐敗，但若是講求美味，則最好在保存期限內攝取。

雖然市面上有販賣冷凍的優格製品，但其乳酸菌的營養價值和效果與普通的優格相同。此外，乳酸菌飲料所含的乳酸菌數，只有優格的10分之1。

3 瑜伽＊去除腹部的廢氣，消除便祕

「消除氣體姿勢」藉著促進胃腸的運動，能夠去除肚子發脹的現象

要消除氣體，除了注意飲食內容之外，也要活動身體。

在此介紹的是瑜伽的一種姿勢。兩膝併攏，溫柔的壓迫胃腸，促進胃腸的蠕動運動，藉此就能自然的排出積存在腹部的廢氣。

肥胖的人會覺得這種姿勢很辛苦，但這也有助於消除肥胖。

另外，對於腰痛症狀的人有效，最好每天進行2～3次。

●去除體內廢氣的姿勢

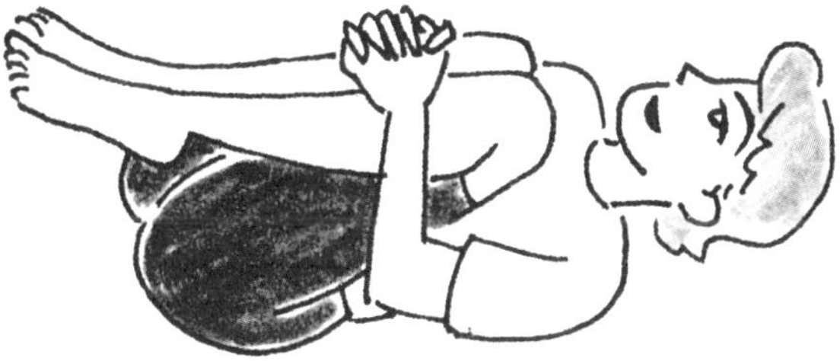

①仰躺，兩膝貼在胸前，交疊的手擺在足脛上。維持這個姿勢，停止呼吸 5～10 秒。

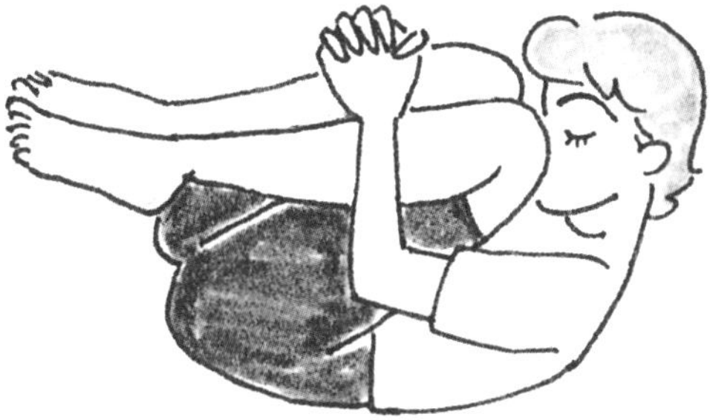

②一邊吐氣，同時將兩膝拉到胸前，頭抬起，盡量將身體縮小爲圓形。①、②交互進行兩次。

4 消除氣體體操＊排出積存的廢氣，使身體活化

引出身體活力的莊式「宇宙體操」

從手臂到兩側胸部擴展的肌肉，有掌管脾臟、心臟、小腸功能的穴道。

雙臂上抬，身體後仰，能夠有效的刺激這些穴道，消除積存在腹部的廢氣，排除具有致癌性的有毒氣體，所以稱爲「防癌宇宙體操」。這是由台灣的莊淑旂醫師所發明的體操。莊醫師認爲，屁是能夠掌握身體症狀的指標，正在進行多方的研究。

早上起床後，散步15分鐘，促進全身血液循環，再進行這項體操，效果更好。

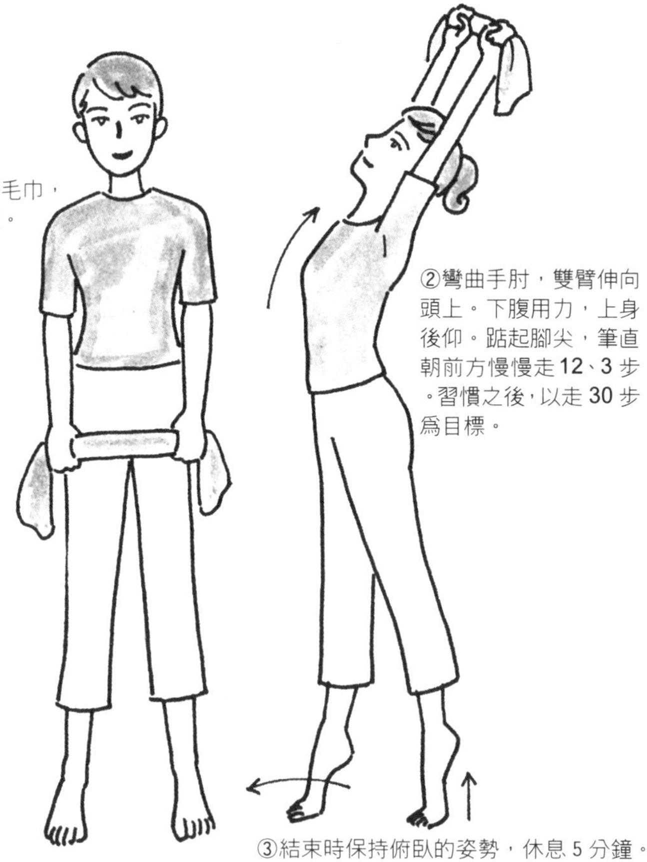
①雙手拿著毛巾，打開如肩寬。

②彎曲手肘，雙臂伸向頭上。下腹用力，上身後仰。踮起腳尖，筆直朝前方慢慢走12、3 步。習慣之後，以走 30 步爲目標。
③結束時保持俯臥的姿勢，休息 5 分鐘。

當天積存的氣體要當天排除

運動不足、動物性蛋白質和脂肪攝取過多及壓力等，現代人過著容易積存廢氣的生活。

在有害氣體蓄積之前，要養成每天消除廢氣的習慣。在此介紹的2種體操，可以在就寢前輕鬆進行。這也是莊淑旂醫師發明的消除廢氣法。

●用腳打水的動作去除體內廢氣法

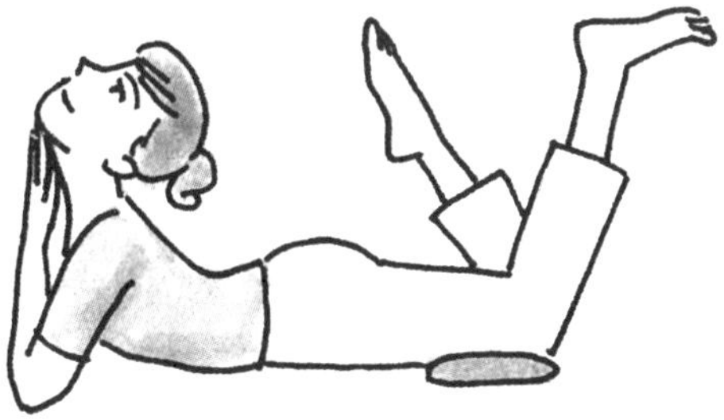

①膝下墊座墊，俯臥。雙手手指抵住甲狀腺（頸部前側），撐住下巴，背部後仰。

②用腳跟敲打臀部，直到感覺腹部輕鬆爲止。

●旋轉腳踝去除體內廢氣法

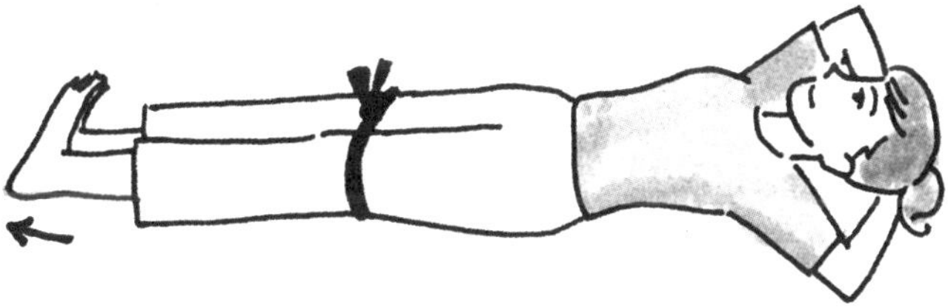

①仰躺，左右的膝、小腿肚、腳踝併攏（若膝無法併攏，則可以用繩子綁住）。豎起腳底，伸直跟腱。

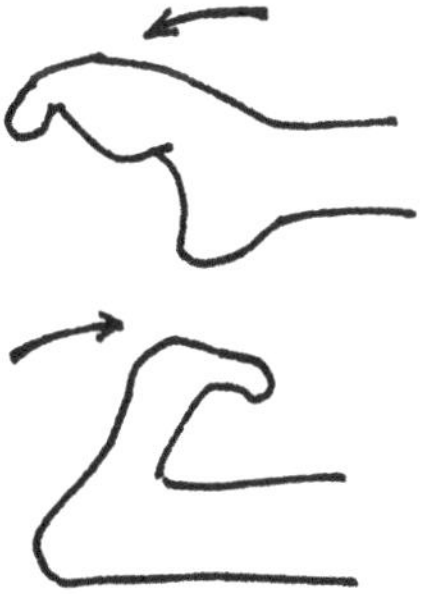

②腳趾用力朝前後彎曲。交互進行 20 次。

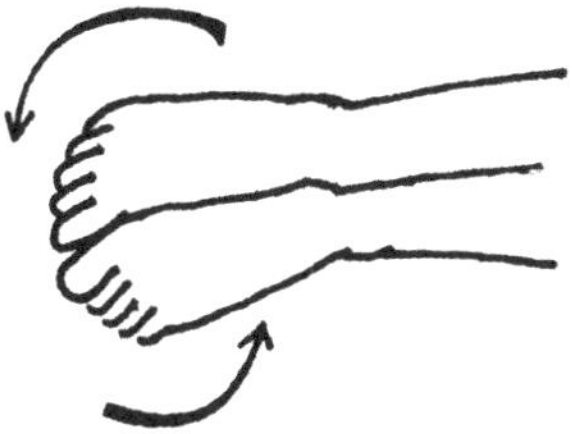

③在左右腳跟併攏的狀態下，左右交互繞 6 次。

5 消除體內廢氣的穴道

＊消除肚子發脹及噯氣的症狀

調整胃腸功能，消除廢氣

自古流傳的穴道療法，也可以用來消除廢氣。

在按壓穴道之前，充分按摩背部，放鬆之後再開始進行，效果更好。

下腹部膨脹時，可以按壓背部的大腸兪和腹部的關元。噯氣不止時，則可以按壓鎖骨上的氣舍穴。

不論進行任何一種穴道療法，前提是腹部不能罹患重大疾病。

此外，仰躺按壓關元時，不可以用力。

●大腸俞－促進腸的運動

從背部到腰部慢慢按壓，然後用拇指用力按壓在骨盆上方的線上、第 4 腰椎的兩側。

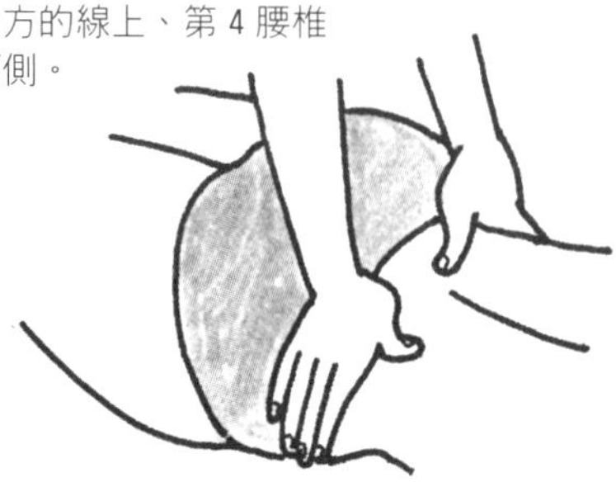

●關元－去除肚子發脹的症狀

從肚臍朝下 3 根手指距離處，將兩手手指併攏輕輕按壓。

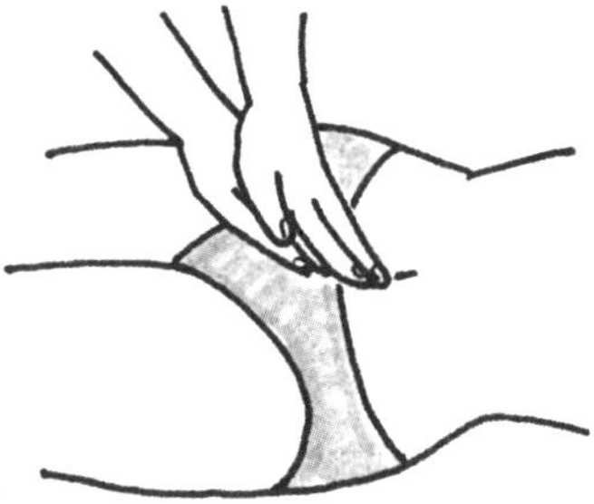

●氣舍－停止噯氣

同時輕柔指壓鎖骨上方兩邊的凹陷處。放鬆腹部的力量，以輕鬆的姿勢來進行。

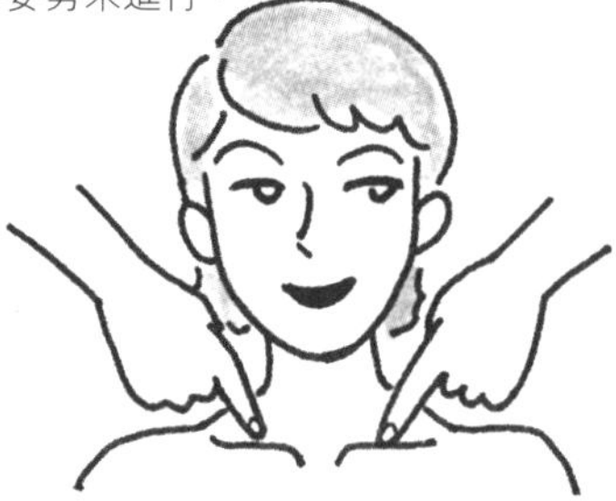

6 消除壓力＊藉著自律神經的作用排出廢氣

壓力會抑制胃腸的蠕動運動 找出適合自己的方法，盡早消除壓力

腸內廢氣，是經口進入的空氣或腸內細菌所產生的。不過，根本原因在於壓力。

胃腸的功能是由與我們的意志無關的自律神經所控制的。副交感神經會促進胃腸運動，而交感神經則會抑制胃腸運動。

因此，一旦遇到擔心的事或焦躁時，副交感神經無法發揮作用，胃腸功能遲鈍，腸內積存廢氣，同時會加速魏氏梭狀芽孢桿菌等害菌的繁殖。

當然壓力無法完全消除，但至少在用餐時要忘記不愉快的事，好好的享用一餐。另外，最好避免蓄積壓力或盡早消除壓力。

不妨嘗試一些適合自己的方法。

●轉換心情的方法

- 擁有能夠聽自己說話的朋友，和朋友聊天。
- 當義工，積極投入社會。
- 擁有充足的睡眠。為了熟睡，睡前不要看電視。此外，可以稍微活動身體之後再睡覺。
- 早上起床後散步或活動身體，慢慢進行深呼吸也不錯。
- 培養興趣，或找尋能讓自己熱中投入的事情。
- 進行腹式呼吸（吸氣時腹部充分膨脹，吐氣時腹部充分陷凹）。
- 1 天當中擁有能夠放鬆的時間。
- 過著有目標的生活。
- 疲勞時一定要休息。
- 藉著運動流汗。
- 感覺焦躁時，可以攝取牛乳或乳酪等鈣質。

水毒——體內泡水

水分代謝無法順暢進行，全身出現不適症狀

早上起床時臉變得腫脹，經常出現這種情形，則表示體內水分代謝不良。

人體約有60～70％是水分。水分不只能滋潤身體，同時也是讓身體順暢發揮作用的重要體液。然而，水分過多時，就會引起浮腫等症狀，過少時則會引起脫水等症狀。

排尿或排汗不順暢，或水分代謝無法順暢進行，這些與水分有關的弊端，東方醫學將其稱爲水毒。

在探討水毒對身體造成的影響、原因及處理方法之前，先簡單說明水分在體內的作用。

體內的水分約3分之2存在於細胞內，其餘3分之1在細胞外。前者稱爲細胞內液，後者稱爲細胞外液。細胞外液形成細胞與細胞間的間質液或血液中流動的水分（血漿）。

爲了使各個細胞發揮正常機能，即爲了維持生命活動，細胞內液與細胞外液會往來於細胞膜或血管壁之間，進行水分的交換。水分的絕對量必須保持穩定。細胞內外液中所含的鈉、鉀或鎂等礦物質的量也要維持一定。

因此，攝取過多的水分時，會形

將氣、血、水整體考量的東方醫學

西方醫學中所謂的自律神經系統、循環器官系統、體液系統、內分泌系統等，就是東方醫學的氣、血、水的概念。健康時，這些系統能取得平衡，發揮協調的作用。

一般所說的氣，是以生命力來表現，因為壓力而使自律神經或精神機能出現障礙時，就會產生異常（活力衰退，形成憂鬱狀態）。

血就是血液，當激素或是血液循環的平衡紊亂時，就會出現異常。

水則是指血以外的體液，包括組織液、淋巴液。一旦泌尿系統或淋巴系統循環出現毛病時，就會引起異常（浮腫、頭暈、頻尿、多尿）。

水毒積存會變成何種情況？

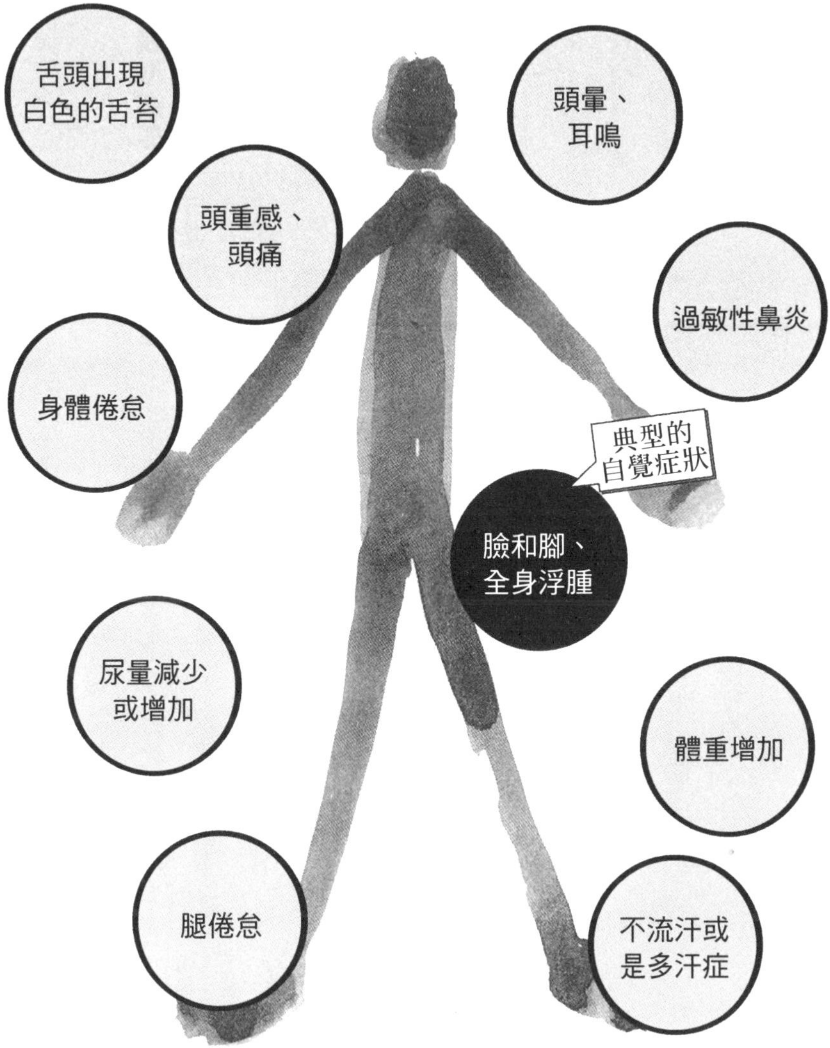

成爲診斷標準的徵兆

- 早上起床時眼瞼腫脹
- 小腿肚或腳背浮腫，按壓時形成陷凹，好一陣子都無法復原，甚至很難穿上鞋子。
- 做尿液檢查，調查老廢物排出到尿液中的機能（肌酸酐廓清試驗）。如果過低，就可以診斷爲腎功能障礙。

成尿排泄。同時和腦、腎臟等各種調節構造攜手合作。

除了水分攝取過多之外，原因還包括血液循環不良、手脚冰冷、睡眠不足等

細胞內液與細胞外液的平衡因爲某種原因而瓦解時，細胞外液的間質液就會增加。

這就是所謂水毒症狀，會出現浮腫現象。早上起床時臉腫脹，這也是一種浮腫現象。

東方醫學認爲，體內水分平衡失調而有水分積存時，除了浮腫之外，還會出現心悸、呼吸困難、頭暈、耳鳴、頭痛、失眠、手腳發抖、鼻炎及異位性皮膚炎等症狀。此外，梅雨季等溼氣較重的時期會出現關節痛，就是因爲關節周圍積存多餘的水氣造成的。

除了水分攝取過多之外，水毒典型症狀浮腫的主要原因，還包括血液循環不良、手腳冰冷、不規律的生活習慣、減肥而極端限制飲食及荷爾蒙異常等。

身體容易浮腫的人，如果不口渴，則最好不要經常喝茶或果汁類。另外，味道重的料理容易導致鹽分攝取過多，也和攝取過多的水分有關。

食鹽的成分鈉，存在於間質液中。食鹽攝取過多，間質液的鈉濃度增加，則藉著滲透壓的作用，血液中的水分會從血管壁滲透到間質液中，引起浮腫。

長時間站立或坐在辦公桌前工作

檢查浮腫的方式

腿正面的足脛、腳背和臉是最容易出現浮腫的部位。浮腫嚴重時，腳穿不進鞋子，手指無法彎曲。至於輕微浮腫，乍看之下無法了解，要仔細進行確認。

用手指按壓腳踝稍上方的骨頭部分20～30秒。放開手指時，如果凹陷無法復原，就表示有浮腫現象。

此外，罹患甲狀腺機能減退症或膠原病等，會出現即使用手指按壓也不會陷凹的浮腫。

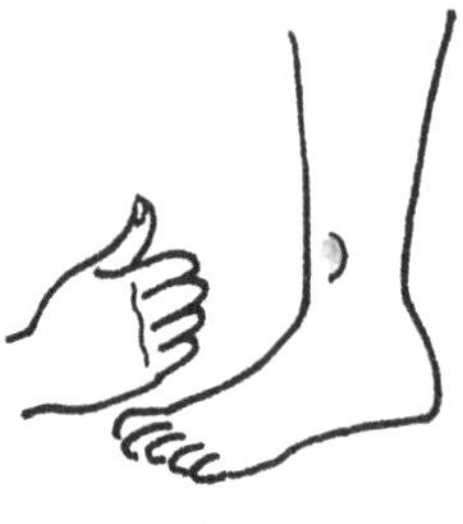

●發汗的構造

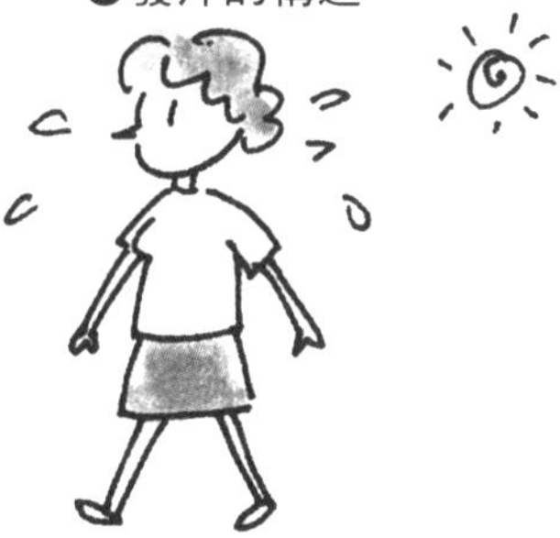

體溫上升時，血液中的水分和礦物質成分會吸收到汗腺中。但是對身體而言重要的礦物質不能成爲汗，全部排泄掉，幾乎都會在血液中被再吸收。會和汗一起排出的，只有水分和老廢物。
過著不流汗的生活，會使汗腺的機能遲鈍，則身體所需要的礦物質成分和水分就會一起排出體外。

頂泌腺

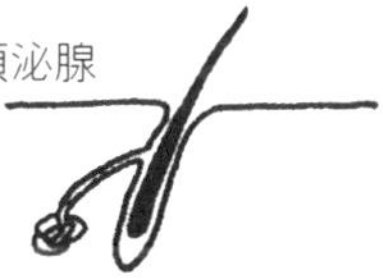

和毛細孔在一起，存在於腋下或陰部等處，具有獨特的臭味。

小汗腺

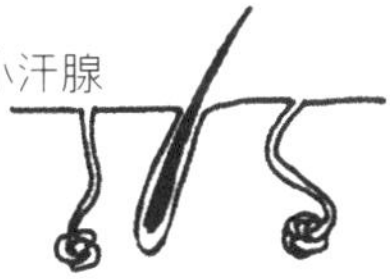

並不存在於毛細孔處，只會分泌體液，因此不會形成臭味。

●排尿的構造

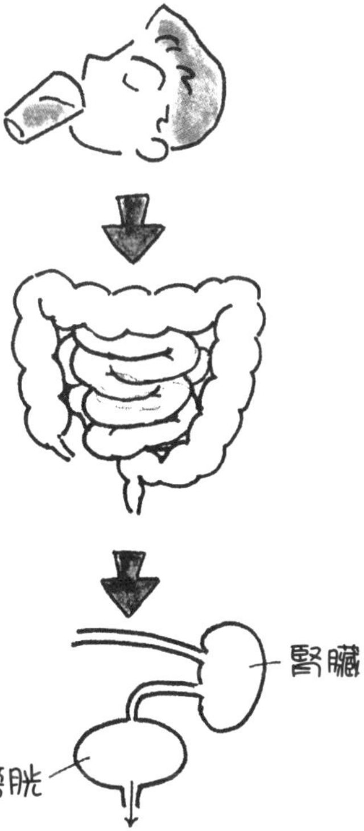

經口攝取的水分，在小腸與大腸被吸收到血液當中，然後和老廢物及礦物質成分一起被運送到腎臟。但是當體內水分和礦物質成分不足時，會再度回到血液當中。如果體內的水分達到必要量時，則只有身體所需要的礦物質成分會再度被送回血液當中，而水分和老廢物則會成爲尿一起排泄掉。

重新評估每天所使用的鹽

食鹽的成分幾乎都是鈉和氯。

而未精製的粗鹽則含有豐富的鉀等礦物質。為了身體健康著想，最好不要選用精製的調味料。

的人，腳容易浮腫。這是因爲靜脈血淤血造成的。心臟流出的血液，透過動脈送達身體各角落。從靜脈流回心臟時，並不是由心臟將血液吸回，而是具有幫浦作用的下肢肌肉群。肌肉收縮，將血液往上推擠。

尤其下半身有重力作用，一旦肌肉無法發揮作用，則血液的回流（血液循環）就會不良。

這時，腳的細胞容易積存水分，引起浮腫。可以藉著散步或按摩等促進血液循環。

另外，身體寒冷時，腎臟的血流減少，也會成爲浮腫的原因。待在冷氣較強的地方，最好穿襪子或在膝上蓋毯子，避免身體著涼。

持續幾天無法去除浮腫，可能是罹患內臟疾病

身體的浮腫，不一定是單純的水分或鹽分攝取過多、運動不足、睡眠不足及生活規律紊亂所引起的，也可能是腎臟、心臟、肝臟等內臟的疾病所造成的。

如果是後者，則有時需要緊急處理，必須小心確認症狀。

● 整張臉浮腫，持續半天以上無法消除……疑似急性腎炎
● 上眼瞼浮腫無法消除……疑似腎變病症候群
● 全身浮腫……疑似腎臟、心臟的慢性疾病

連續幾天無法消除浮腫，再加上

長筒襪能有效去除腿部浮腫

市面上販賣的長筒襪，從腳尖、小腿肚、膝到大腿，逐漸紓緩壓力，能夠有效的去除浮腫。

此外，醫療用的具有伸縮性及彈性的厚襪，也可以善加利用。

因爲激素失調而引起的浮腫

女性在經期及更年期時，因為激素分泌失調而會引起浮腫。體重甚至會增加2～3kg。

排尿不順暢、持續輕微發燒或體重驟然減輕或增加時，必須立刻就醫。

不是疾病引起的浮腫，可以藉著飲食和運動消除

長時間站立工作，腳容易浮腫，有的人會因此而懶得走路。

雖然沒有嚴重到必須就醫的地步，但若是出現痛苦的症狀時，就要重新評估自己的生活，改善飲食內容，活動身體，消除不適的症狀。

尤其平常不易流汗、水分代謝不良的人，一定要積極的改善生活習慣。

●避免水毒惡化的生活法

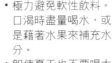

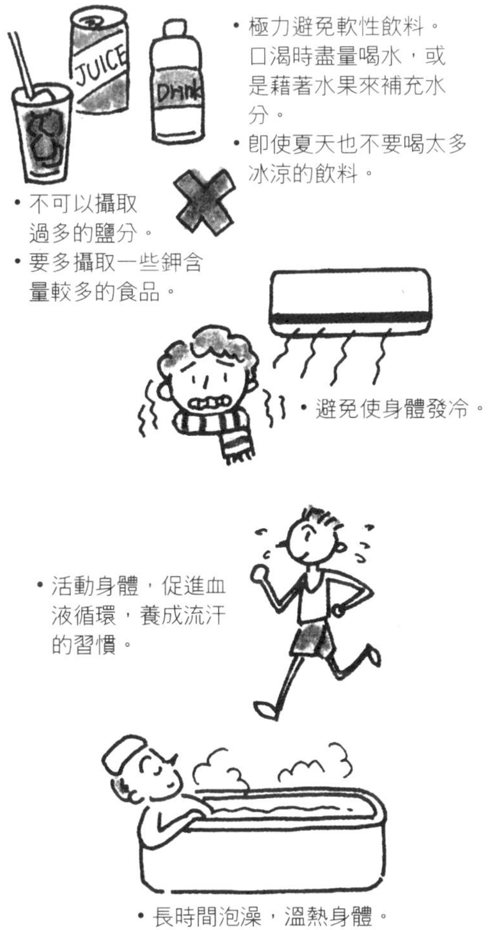

JUICE
Drink
• 極力避免軟性飲料。口渴時盡量喝水，或是藉著水果來補充水分。
• 即使夏天也不要喝太多冰涼的飲料。
• 不可以攝取過多的鹽分。
• 要多攝取一些鉀含量較多的食品。
• 避免使身體發冷。
• 活動身體，促進血液循環，養成流汗的習慣。
• 長時間泡澡，溫熱身體。

藉著生活習慣來改善浮腫

早上起床時雖然臉部腫脹，但是2小時之後消腫，那就沒問題了。

這可能是因為睡眠不足或飲酒過度，造成隔天早上臉浮腫。經過一段時間，浮腫會自動消退。

此外，長時間持續站著或坐著工作，到傍晚時腳會浮腫。

這時，將腳抬高，或是從腳踝朝小腿肚的方向按摩，就能減輕症狀。

消除水毒的7種方法

1 馬鈴薯＊鉀能夠排除鹽分，消除浮腫

鈉隨著尿液排出體外，能夠有效預防高血壓

歐洲的主食馬鈴薯，含有豐富的維他命C及礦物質成分，是健康的蔬菜。

礦物質含量特別多的就是鉀，有「鉀之王」之稱。鉀具有減輕水毒的作用。

人體攝取食鹽或味道重的食品時，爲了降低全身的鈉濃度，就會抑制水分的排泄量，使體內的水分增加。

結果，血液量增加，心臟的負擔變大，容易引起高血壓。

爲了減少鈉的量，最好避免攝取過多的鹽分，同時要排除體內多餘的鈉。這時，能夠發揮威力的是鉀。

馬鈴薯含量較多的鉀，能夠促使細胞中的鈉隨著尿液排出體外。

鉀易溶於水，烹調時要下點工夫

馬鈴薯可以採取蒸、煮、烤、炒等各種烹調法。

不過，鉀有易溶於水的性質，如果煮來吃，則會流失約30％。

想要有效利用，則最好利用蒸或燙的方式。不要削皮，整顆使用。另外，要避免切碎或長時間浸泡在水中。

煮馬鈴薯時，應該連汁液一起攝取。

注意事項

腎臟病患者不可攝取過多的鉀

腎功能不全等腎臟病，重點在於採取食物療法。

腎功能減退時，鉀很難隨著尿液排出體外。如果血液中含有超出必要量以上的鉀，就會得高鉀血症。

高鉀血症對心臟會造成嚴重的影響，是會危及生命的可怕病症。一定要遵照醫師的指導來進行食物療法，有時需要限制蛋白質和鉀。

鉀含量較多的水果是西瓜、柿子以及蔬菜類。在烹調蔬菜時，最好將其泡在水中或煮過、搗碎，盡量去除鉀。

乾燥的馬鈴薯泥有益健康，味道則要調淡一點

蒸過的馬鈴薯撒上食鹽或奶油都很美味。然而，食鹽攝取過多，鉀容易流失，形成缺乏鉀的狀態。

如果是爲了攝取鉀而吃馬鈴薯，則最好食用乾燥的馬鈴薯泥，而且口味要清淡一些。

馬鈴薯有「大地的蘋果」之稱，含有豐富的維他命C和B_1，是營養均衡的健康蔬菜。對於肉類料理具有消毒效果，所以漢堡或牛排最好搭配馬鈴薯來吃。

●馬鈴薯主要的營養成分（100 g 中）

形狀 成分	蒸	乾燥馬鈴薯泥
熱量	84kcal	357kcal
鉀	330mg	1200mg
維他命 C	15mg	5mg
維他命 B_1	0.05mg	0.25mg
食物纖維	1.8g	6.6g

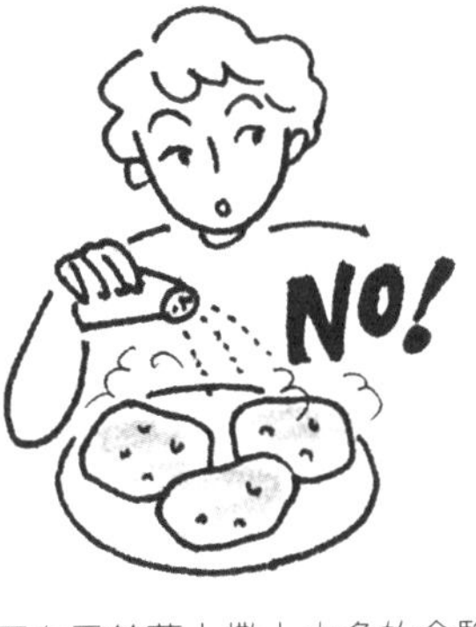

不要在馬鈴薯上撒上太多的食鹽！

2

小黃瓜＊利尿作用並提高代謝機能

水分、鉀、異櫟素能夠促進排尿，消除浮腫

夏季蔬菜的代表是餐桌上不可或缺的小黃瓜。爽脆的口感能夠增加食慾。

90%以上的成分是水分，營養價值並不高，但是具有強力的利尿作用，可以當成膀胱炎或急性腎炎的急救處置方式。

鉀能夠引出多餘的鈉，皮中所含的異櫟素能夠發揮強力的利尿作用。

可以連皮一起攝取。另外，如果能夠取得藤蔓一併乾燥，煎煮飲用，則更能得到極佳的利尿效果。

此外，也可以做成米糠醃漬小黃瓜。米糠成分溶入小黃瓜內，就能夠攝取到維他命 B_1。

●煎煮小黃瓜飲用

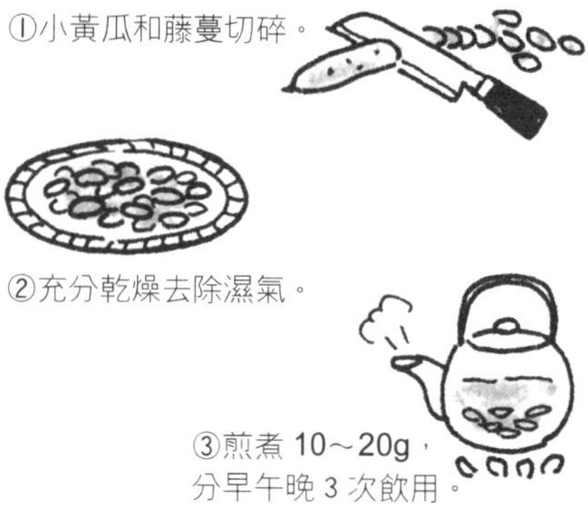
①小黃瓜和藤蔓切碎。
②充分乾燥去除濕氣。
③煎煮 10～20g，
分早午晚 3 次飲用。

胃腸容易寒冷的人要避免攝取過量

小黃瓜的盛產季節是夏天，但是現在因爲有溫室栽培，所以一整年都可以吃到。不過，對某些人而言，並不適合攝取小黃瓜。

小黃瓜具有強力冷卻身體的作用，在秋、冬等寒冷的季節最好少吃。以生菜沙拉的方式生吃，容易使身體冷卻。

尤其是身體容易寒冷的人，夏天生吃大量的小黃瓜會使胃腸寒冷。

因此，最好花點工夫，和具有溫熱身體作用的食物一併攝取。

3

小紅豆＊鉀和皂角苷能消除浮腫

外皮所含的成分對腳氣和腎炎所引起的浮腫有效 不要倒掉煮汁，可以充分利用

自古以來，小紅豆就是一般宴會不可或缺的料理。中醫將其當成生藥使用，是藥效極佳的食品。

除了豐富的鉀之外，外皮所含的皂角苷具有利尿作用。罹患腳氣（維他命B_1缺乏症）或腎功能衰退時，可以藉著小紅豆來消除臉和腳的浮腫。此外，能夠降低膽固醇和三酸甘油脂，而且其解毒作用可以有效的治療宿醉。

小紅豆多半被做成紅豆餡使用，但是若要消除浮腫，則吃紅豆餡不是好方法。因爲紅豆餡的做法是留下煮過的小紅豆而倒掉剩餘的汁液，所以無法攝取到能夠消除浮腫的鉀及皂角苷。

●小紅豆主要的營養成分（100 g 中）

成分＼形狀	熟的小紅豆粒	紅豆餡
熱量	143kcal	155kcal
鉀	460mg	60mg
鈣	30mg	25mg
維他命 E	0.3mg	0.2mg
鎂	43mg	30mg
食物纖維	11.8g	6.8g

發揮小紅豆藥效的煮汁的做法

①30g的小紅豆放入500毫升的水中，用小火煮。

②煮到煮汁剩半量後飲用煮汁。不要撈除澀液，一起飲用，更能提高藥效。

煮軟的小紅豆可以和煮汁一併攝取，或是應用在其他的料理上。

此外，和南瓜一起煮或涼拌生菜沙拉等，都能夠有效的消除便祕。

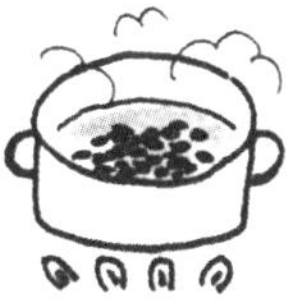

要選擇顆粒大小一致、新鮮的小紅豆。過期或被蟲蛀過的小紅豆吸水力較弱，不要使用。

4

西瓜＊含有能夠消除浮腫的特效成分

瓜氨酸的強力利尿作用能夠與腎臟藥相匹敵

微甜的西瓜汁，老少咸宜。原產地在非洲大陸，於平安時代傳入日本。

西瓜具有滋潤乾燥喉嚨的作用，含有維他命A・B_1・B_2・C、鈣、鉀、磷、鐵及氨基酸等，是營養價值極高的水果。

另外，西瓜含有一種特殊的藥效成分瓜氨酸，能夠發揮強力的利尿作用，被視爲治療腎臟病的妙藥。

除了腎臟病之外，對於心臟病或高血壓引起的浮腫及孕婦容易出現的浮腫等都有效。

果肉、皮和種子含有有效成分，治療腎臟病可以煎煮皮飲用，治療膀胱炎和高血壓則要煎煮種子。

在此介紹自古以來具有利尿作用的民俗療法西瓜糖。

每天3次，舔1～2匙的西瓜糖。

●西瓜糖的作法

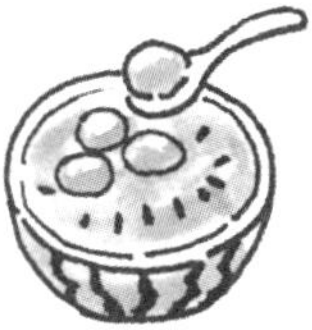

①將2～3個成熟西瓜剖成兩半，用湯匙挖出果肉。

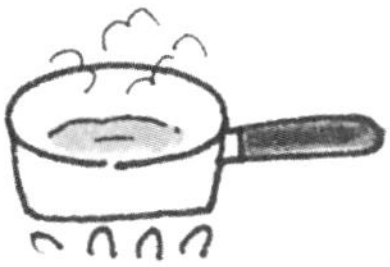

③擠汁放入鍋中，花5～6小時開小火慢慢的熬煮，煮到汁剩下一杯左右的分量。

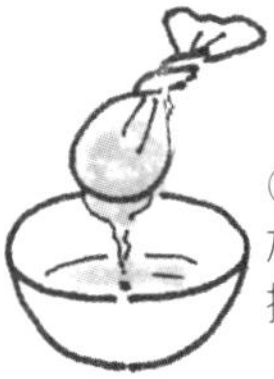

②挖出的果肉放入紗布袋中擠汁。

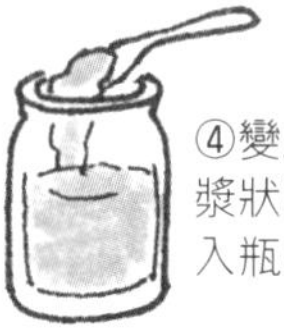

④變成濃稠的糖漿狀時離火，放入瓶中保存。

5 鯉魚＊能夠促進排尿及母乳的分泌

具有古老傳統的滋養食，利尿效果極佳 適合用以消除懷孕中的水毒

３０００多年前，鯉魚就被當成食用品加以利用。從中國傳入日本，成爲受歡迎的觀賞魚。

在日本，食用的鯉魚（主要是眞鯉）含有維他命B_1、維他命E・D及蛋白質、脂質、鈣、鐵等，爲滋養食品。

自古以來就知道其具有珍貴的藥效，爲藥效魚的代名詞。尤其具有強力的利尿作用，能夠消除懷孕中的浮腫，促使產後母乳分泌順暢，建議孕婦積極攝取。

中國最古老的藥物書籍《神農本草經》中，記載其除了具有利尿作用之外，對於咳嗽、肝病、皮膚病、胃潰瘍、風濕或痔瘡等都有效。

●鯉魚（水煮）主要的營養成分（100g 中）

熱量	208kcal
維他命 B_1	0.37mg
維他命 B_{12}	7.5mg
泛酸	1.51mg
維他命D	12μg
維他命E	2.0mg
蛋白質	19.2g

當令季節是冬天至春天可以採取 甘露煮或味噌煮的方式攝取

日本的食用鯉魚幾乎都是養殖魚。由於具有獨特的臭味，所以有人會敬而遠之。不過，冬天至春天當令季節的鯉魚，藥效極佳。

將鯉魚置於乾淨的水中１～２天，就能去除泥巴味。另外，膽囊具有強烈的苦味，在剖開魚時注意不要弄破膽囊。多花一點時間熬煮到骨變軟爲止。採取甘露煮、味噌煮，或是當成味噌湯的菜碼，味道都很可口。如果味道調得比較重，則要減少攝取量。

6 鉀＊能夠排除多餘的鈉

保持細胞內外液鈉量的平衡，具有降血壓的效果

口味重的人，身體容易積存水分，即有水毒的傾向。

鹽分攝取過多，則體內鈉濃度會偏高。人體具有保持鈉濃度穩定的作用，所以一旦鈉量增加時，就會減少水分的排泄。

蔬菜和水果中含量豐富的鉀，具有使鈉濃度維持穩定的作用。鉀能夠引出細胞中過剩的鈉，只要攝取大量的鉀，就能夠減少鈉量。結果，積存過多的水分就會隨著尿液排出，消除浮腫。另外，還能減輕攝取過多的鈉所引起的高血壓。

然而，如果富含鉀的食品的味道調得太重，則即使攝取大量的鉀也沒有用。因此，不需調味就可以吃的水果，最適合當成鉀的供給來源。

●鉀含量豐富的水果類（100g 中）

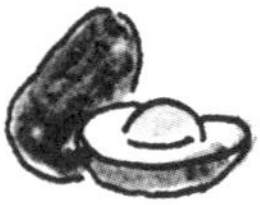
酪梨 720mg

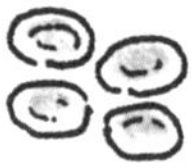
杏乾 1300mg

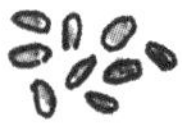
葡萄乾 740mg

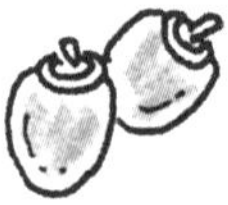
乾柿 670mg

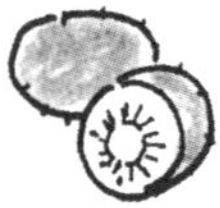
奇異果 290mg

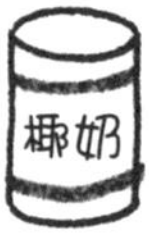

椰奶 230mg

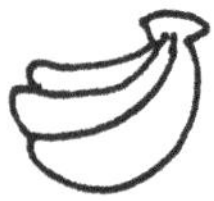
香蕉 360mg

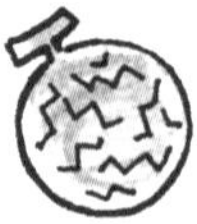
露天栽培的哈蜜瓜 350mg

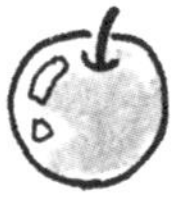
蘋果 110mg

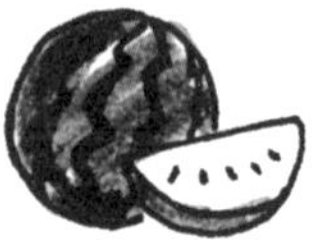
西瓜 120mg

7 三溫暖＊藉著強力發汗作用排除毒素

使體內積存的老廢物和毒素排出體外 促進血液循環，有效的消除壓力

汗帶有臭味，很多人都希望避免流汗。

不過，流汗卻具有排除體內老廢物和毒素的重要機能。持續不流汗的生活，則體溫上升時，

促進血管擴張的交感神經的功能會變得遲鈍，血液循環不良，體內各器官無法正常運作。

體內積存多餘水分而容易出現浮腫等症狀的人，一定要促進排汗。

想要充分流汗，就必須促進血液循環，使體溫上升。夏天終日待在冷氣強的辦公室工作，或沒有時間運動以促進發汗的人，不妨洗三溫暖。

一般而言，三溫暖的烤箱會維持80～90度的溫度，使得體溫短時間內上升，充分流汗。此外，可以促進血液循環，消除壓力與疲勞。待在烤箱中10分鐘，就能放鬆身心，達到流汗的效果。

利用烤箱充分流汗後，再進入30度左右的溫水中泡澡，沖洗掉汗水。三溫暖結束後就立刻進入溫度較低的房間裡，則血管會突然收縮，非常危險。另外，切記要多喝水補充水分。

洗三溫暖時，體溫突然上升，血壓會產生變化，所以身體狀況欠佳時，宜避免洗三溫暖。

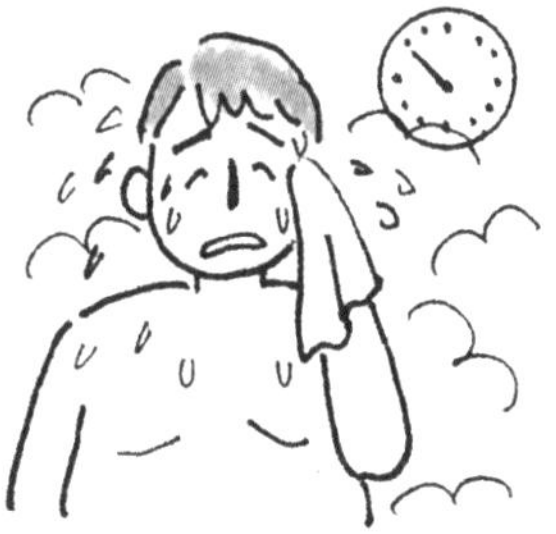

一般的高溫三溫暖只能夠進行 10 分鐘左右，讓汗和老廢物一起排泄掉，同時不要忘記補充水分。

酒毒——飲酒過量容易腐蝕身心

不只是肝臟，全部的臟器都會受損，甚至引起精神障礙

有的人會爲了消除壓力或得到安眠而喝酒。除了這些正面作用之外，酒精攝取過量會導致身心受損。酒毒是指飲酒過度引起各種弊端。

較輕微的症狀，包括臉頰潮紅或蒼白、心悸、頭痛、噁心、嘔吐、頭暈，即所謂爛醉或宿醉的症狀。一口氣大量飲酒並一飲而盡，容易引起急性酒精中毒，甚至陷入昏睡狀態而危及生命。

每天大量飲酒，則分解酒精的肝臟負擔增大，就會引起脂肪肝、酒精性肝炎、肝硬化等重大的肝臟疾病，甚至引發消化器官、循環器官的疾病和心病，即酒精依賴症等，對身體造成的危害相當大。

到底酒會發揮正面或負面作用，端視酒量、肝臟的分解速度或酒量好壞等體質而定。

一般而言，和歐美人相比，東方人的酒量較差。不過，酒量差卻喜歡喝酒的人，一旦養成習慣之後，酒量會變好。

另外，爲了塡補空虛、寂寞而喝酒，結果罹患酒精依賴症的例子也屢見不鮮。

酒對身體的好處

適量飲酒能使好膽固醇增加，預防狹心症、動脈硬化或心肌梗塞等。

此外，也有促進胃液等分泌的作用，使食物容易消化。而且微醺能轉換心情，促進安眠。

飲用多少量會出現肝臟障礙？

酒精所引起的肝臟障礙具有很大的個人差。有的人經過5年會出現症狀，有的人則經過10～15年才會出現毛病。

大致的標準就是「每天持續喝500毫升以上的酒，就會引起肝臟障礙」「1天喝1公升，大約持續10年之後，而喝500毫升，則大約15年之後就會罹患肝硬化」。

酒毒積存會變成何種情況？

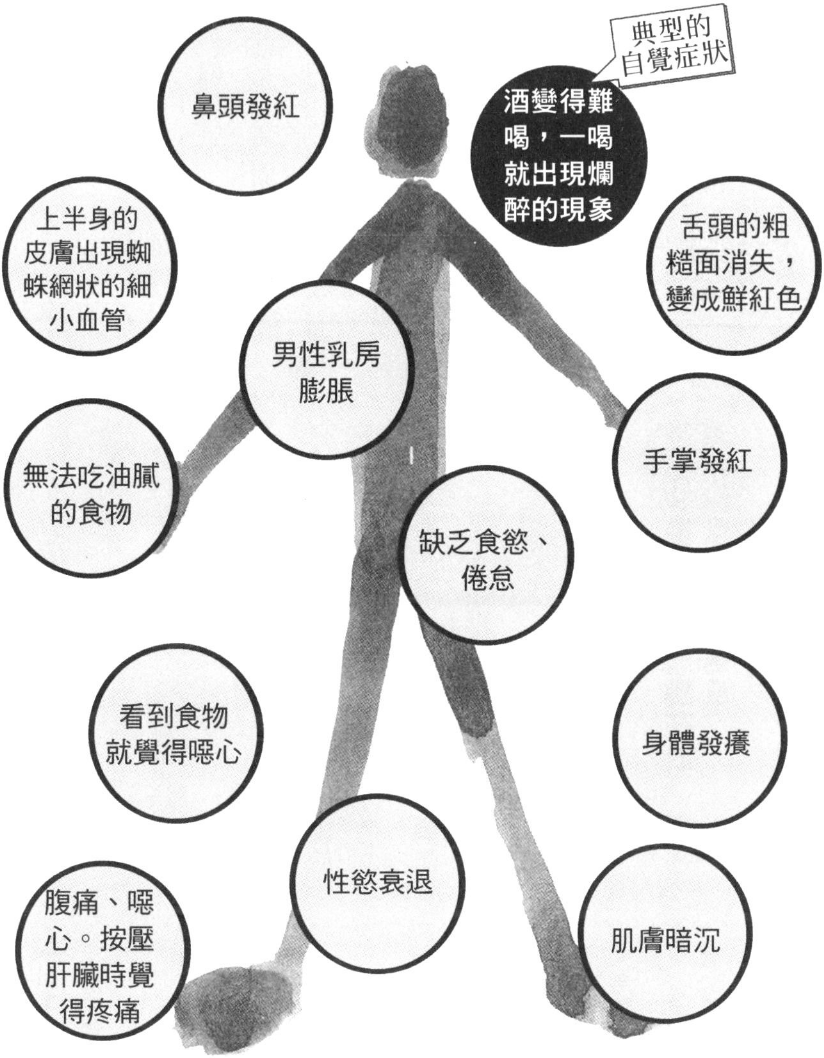

成爲診斷標準的徵兆

- 持續過度飲酒，則分解乙醛的酵素（稱爲γ－ＧＴＰ，在腎臟和肝臟較多）會產生敏感反應，提高活性。
- γ－ＧＴＰ檢查的標準值爲 50 單位左右。經常喝酒的人有時會出現 10 倍以上的高值。此外，在酒精性肝臟障礙中，每 4 人就有 1 人出現較高值，一定要注意。

決定酒量好壞的體質

「酒是百藥之長」，巧妙攝取，對身心都有好的影響。

不過，酒是否會對身體產生作用，視個人體質而定。體質和酒到底具有何種關係呢？

酒由胃腸吸收後，幾乎都在肝臟被分解成二氧化碳和水排出。問題是，在肝臟處理中途所產生的有害物質乙醛是否能夠順利的分解。

運送到肝臟的乙醇，首先會由ADH，即乙醇脫氫酶分解成乙醛。該物質會引起頭痛、心悸、臉紅。如果沒有被分解而積存下來，則容易引發噁心或頭暈等爛醉的症狀。

一般約有一成的人是屬於無法分解掉乙醛的體質。只喝一口，就會出現爛醉的現象。半數的人酒量很好，可以藉著活性型ALDH2這種酵素順利的分解乙醛。

剩下的四成，則是能將乙醛分解到某種程度，但無法完全分解，是屬於容易爛醉的類型。

上述3者中，完全不能喝酒的人，出現酒毒之害的機率較低。需要注意的是酒量好及不會喝又愛喝的人。總之，飲酒要適量，避免酒變成毒。

是否會變成毒，關鍵在於酒精濃度和飲酒速度

適量的標準因體重和體質的不同而有不同。最重要的是，要避免血液中

肝臟障礙會出現以下症狀的理由

・**酒變得難喝**

因為酒精的處理能力衰退。

・**不能吃油膩的食物**

因為無法分泌出消化吸收脂肪所需要的膽汁。

・**手掌發紅，上半身的皮膚出現蜘蛛網狀的血管。**

末端的毛細血管擴張，就會出現這種現象。此外，也可以視為是肝臟分解女性激素的功能衰退。

・**男性乳房腫脹、性慾衰退**

肝臟會調節流入血液中的激素量。當肝功能不良時，原先受到控制的女性激素量增加，男性激素量減少，就會出現這種現象。

的濃度過高，採取不超過肝臟處理能力的喝法。

血液中的酒精濃度具有使大腦麻痺的作用。

平常沈默寡言的人，喝酒之後可能會變得喋喋不休或手舞足蹈，理由就在於此。

大腦有掌管知性和理性的新皮質部分，以及掌管情感或本能的舊的大腦皮質（邊緣皮質）部分。酒精具有從外

●酒醉和大腦的變化

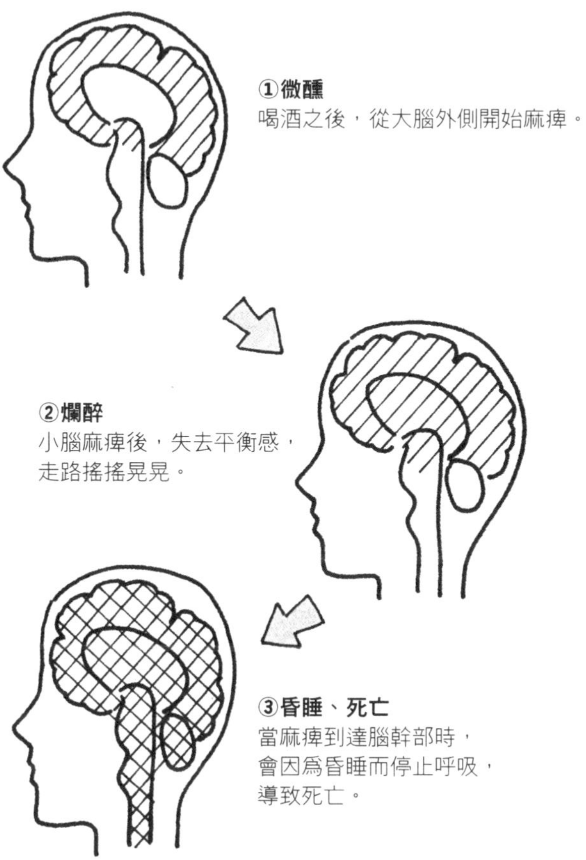
①微醺
喝酒之後，從大腦外側開始麻痺。
②爛醉
小腦麻痺後，失去平衡感，
走路搖搖晃晃。
③昏睡、死亡
當麻痺到達腦幹部時，
會因為昏睡而停止呼吸，
導致死亡。

臉發紅及臉發青的人的差異

肝臟分解酒時所產生的乙醛，會對自律神經產生作用，使末稍血管擴張，因此臉會發紅。另一方面，臉色不好也是受到乙醛的影響。由於對自律神經的作用太強，因此臉色發青。

酒對於女性激素的影響

女性激素（雌激素）會減弱分解乙醛的酵素的功能。在激素分泌較多的時期，特別容易受到乙醛的影響，因此容易惡醉。酒精可以緩和經前的不適症狀，因而可能造成比平常的飲酒量更為增加的情形。

結果罹患酒精依賴症的女性並不少。

側新皮質階段性的對內側產生作用的特性。

喝酒之後容易變得亢奮，就是新皮質麻痺而無法順利抑制內側舊的大腦皮質所掌管的感情等所造成的。

如果酒精濃度偏高，則麻痺的範圍會從大腦擴及小腦和腦幹。小腦掌管全身肌肉運動和平衡感覺等，當酒精麻痺波及到小腦時，容易站立不穩。麻痺傳達到腦幹部分時，會出現爛醉狀態。酒精濃度更高時，甚至會陷入昏睡而導致呼吸停止。

酒一飲而盡，酒精濃度在短時間內急速上升，容易引起急性酒精中毒。在酒精的麻痺尚未到達小腦之前，就必須停止喝酒。

1合日本清酒最好花3小時喝完

所謂不會超過肝臟處理能力的喝法，具體標準到底是什麼呢？

一般而言，肝臟分解酒精的速度，每小時約10毫升。酒精是指酒中所含的純粹酒精（乙醛）的量。可以利用酒瓶標籤上所標示的酒精度數來計算。例如日本清酒的酒精度數爲16％，180毫升（1合）×0・16＝28・8毫升，則酒精量爲28・8毫升。度數16％的日本清酒，1合花3小時飲用，則每小時攝取的酒精爲9・6毫升，符合肝臟的處理速度。以這種速度飲用，不會對肝臟造成負擔。這時，對身體而言酒就是良藥。

歐美人較常出現酒精障礙

在肝臟分解乙醛的ＡＬＤＨ２，分為活性型及非活性型兩種。

活性型的乙醛濃度較低，因此不會惡醉。

日本也有屬於活性型的人，約佔人口的半數，歐美人則幾乎都屬活性型，酒量較好，但反而會因此而產生酒精障礙。

爛醉的原因在於乙醛

喝完酒之後，出現頭痛、噁心和嘔吐等爛醉的症狀，其原因不在於乙醇，而是乙醇在肝臟被分解後所形成的有害物質乙醛。

不勝酒力的人，爛醉症狀更強。酒量差與酒量好的人相比，並非肝功能不佳，而是血液中的乙醛容易增加。乙醛增加的原因，在於分解乙醛的ＡＬＤ

●很會喝酒的理由

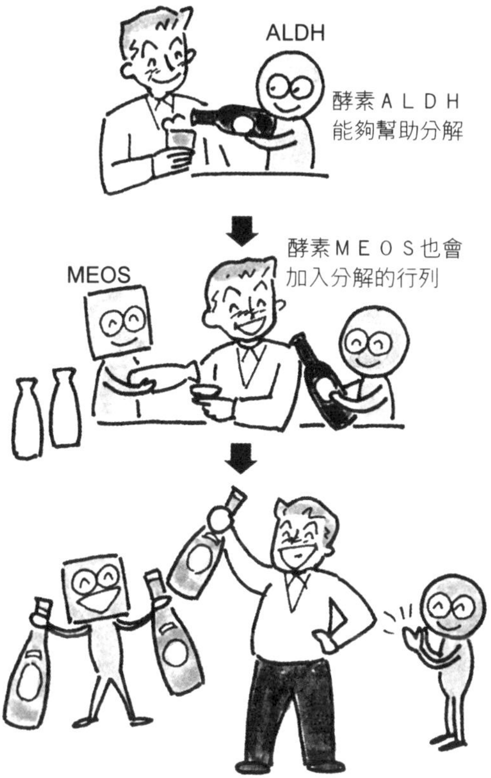

酒精被肝臟吸收之後，首先藉著酵素ＡＬＤＨ氧化。但是酒精濃度太強時，則必須接受ＭＥＯＳ酵素的幫忙。持續飲酒，最後連ＭＥＯＳ的氧化能力都會增強。就算最初不會喝酒，但慢慢的就變得會喝酒了。

急性酒精中毒

在短時間內喝下1公升日本清酒或是5大瓶啤酒，就會出現噁心、嘔吐、意識障礙等現象，陷入急性酒精中毒的狀態。酒精濃度超過0.6％時，就會導致死亡。

尤其是屬於非活性型ＡＬＤＨ2的人，一口氣把酒喝光，就會突然使爛醉現象惡化，非常危險。

宿醉的處理

要補充體內不足的水分、礦物質成分和蛋白質等，同時也要趕緊將血液中的酒精及乙醛排泄掉。攝取含有果糖的水果類，或是泡溫水澡、做輕微的運動，都能促進新陳代謝。

H2酵素的種類因人而異，各有不同。

ALDH2，包括活性型和非活性型這2種。兩者相比，前者血液中的乙醛濃度會多10～20倍，所以即使想讓酒量變好，但是礙於體質的緣故，也很難做到。

不過，擁有非活性型ALDH2的人當中，部分體內會有少許活性型發揮作用，使其既不會喝酒又愛喝酒，結果經常遭受乙醛之害。

此外，即使是酒量很好的人，若是超過容許範圍，則乙醛增加時，還是會出現爛醉的症狀。

酒對身體造成的害處是長年累積而成的

酒量好或不會喝又愛喝的人，都應該要找出適合自己的喝法。

一旦出現爛醉症狀時，最好停止喝酒。多花點工夫，讓血液中乙醇和乙醛的濃度降低。

持續20年、30年每天飲用適量的酒，則乙醛會引起臟器障礙。尤其處理酒精的肝臟，有沈默臟器之稱，即使功能衰退，也不易出現自覺症狀。因此，有晚酌習慣的人，一定要定期接受健康檢查。

另外，女性罹患心病酒精依賴症的比例有逐年增加的傾向。女性比男性更容易受到酒精之害。飲酒時間只要爲男性的一半（約10年），就可能會罹患疾病，所以絕對要避免藉由飲酒發洩壓力。

此外，睡前要補充大量的水分。藉著利尿作用，使得酒精在被分解之前就排出體外。

酒精性肝臟障礙

長時間持續大量飲酒，肝臟細胞受損，就容易引起各種肝病。

初期會因為肝細胞有脂肪積存而引起脂肪肝。然後肝細胞周圍會出現纖維，導致纖維症。

持續大量飲酒的人，如果一次飲用太多的量，則乙醛會對肝細胞直接產生作用，引起酒精性肝炎。最嚴重的疾病就是肝硬化，一旦病發就無法痊癒。

遵守「正確飲酒的10項原則」

①在愉悅的氣氛下快樂的喝酒

和家人、朋友一起飲酒作樂，在愉悅的氣氛下喝酒。快樂的喝酒能夠轉換心情，成為明天的活力。

②配合自己的步調喝酒，同時不要勉強別人喝酒

每個人都要配合自己的步調來喝酒，不要牽就他人，而且要考慮肝臟處理能力。例如１８０毫升的日本清酒要花３小時喝完。另外，也不要基於禮貌而勉強別人喝酒。

③最好一邊吃菜一邊喝酒

不要只喝酒，而要搭配營養價值高的下酒菜。例如乳酪、豆腐、魚類等含有優質蛋白質的食品。另外，也可以攝取蔬菜或海藻類。

④不要直接飲用烈酒

不要直接飲用酒精度數高的酒，最好稀釋後再飲用。

⑤喝酒時不要吸煙

邊喝酒邊吸煙，害處更大。因為酒精而擴張的血管，會因吸煙而收縮，增加心臟的負擔。另外，溶於酒精中的煤焦油會附著於消化器官黏膜，所以「喝酒不吸煙，吸煙不喝酒」。

⑥不要和藥物一起服用

和含有鎮痛藥等強力藥劑一起服用，則會損害胃黏膜，同時成為胃潰瘍的原因。另外，糖尿病的藥物和酒一起服用時，容易引發低血糖症狀。總之，要避免用酒送服藥物。

⑦不要一直喝到深夜

一般而言，所謂適量是指２單位的酒（日本清酒約３５０毫升、啤酒２大瓶、威士忌雙份２杯）。肝臟約需６小時進行分解，所以深夜12點就要停止喝酒，否則會妨礙第二天的工作。

⑧不要每天喝酒

為保護肝功能，每週必須有２天不喝酒。每天飲用５００毫升以上的日本清酒，則罹患酒精性脂肪肝的危險性會增加。

⑨每天不要喝２次以上的酒

白天喝啤酒而晚上喝其他的酒，則肝臟沒有休息的時間。

⑩定期接受肝功能等的檢查

喜歡喝酒的人，經常容易飲酒過度。為了安心享用美味的酒，一定要接受肝功能檢查。了解自己喝酒的方式是否正確，妥善的進行自我管理。

酒精飲料1單位是多少

酒中所含的酒精量在25～30ml的範圍內，就稱為1單位。例如日本酒1合（180ml）、啤酒一大瓶（633ml）、威士忌雙份1杯（60ml）、葡萄酒1．5杯（240ml）的酒精為1單位。

消除酒毒的7種方法

1 水、運動飲料＊滋潤乾渴的細胞

飲酒過量時「醒酒水」很有效 感覺噁心時可以飲用溫水或鹽水

喝酒的人會覺得「醒酒水」特別美味。喝酒時容易口渴，原因是什麼呢？

以前認爲，這是因爲酒精具有利尿作用而大量排泄尿液的緣故。

然而，根據最近的研究發現，酒精會改變體內細胞內外水分的平衡。

通常體內水分的3分之2存在於細胞內，但是當酒精增加時，細胞內的水分會進入血管中，雖然全身水量沒有改變，可是細胞內的水分減少，所以會覺得口渴。

因此，最好大量攝取水分，滋潤細胞。

感覺噁心時，只要吐出胃部的內容物就會變得清爽。3小撮的鹽混入大量的水中飲用，可以刺激胃，吐出胃的內容物。不過，如果吐不出來，則最好躺下來休息。

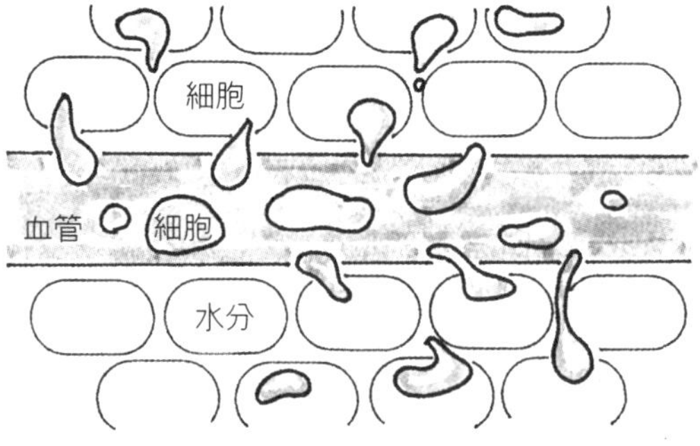

酒精進入體內時，水分平衡產生變化，細胞內水分朝血管移動，因此會口渴。

注意事項

酒後泡澡容易降低肝功能，引發心臟病

很多人認爲泡熱水澡具有醒酒的作用，事實上，卻會造成反效果。

雖然藉著發汗作用可以促進血液循環，促使酒精成分從皮膚蒸發，但是肝臟的血液量會減少，使得肝功能降低。一旦肝功能衰退，酒精代謝力減弱，則更不易醒酒。

另外，腦和冠狀動脈的血液量減少，有引發心臟病和腦中風之虞。因此，喝酒的當天要避免泡澡。

等到第二天再泡澡就沒問題了。宿醉等不適症狀，藉著泡溫水澡，充分流汗，就會變得很清爽。

宿醉時要補充大量的水分，運動飲料或果汁類都有效

飲酒過量時，第二天容易覺得口渴。

如果體內殘存酒精或有害物質乙醛時，則應該盡早排出體外。

含有礦物質和糖分的飲料，能夠補充水分，同時具有消除酒精成分的作用。可以大量飲用運動飲料或果汁。尤其運動飲料，其成分構造非常接近體液，容易被人體吸收。不只是宿醉，和酒一起飲用，可以防止爛醉。

此外，含有單寧酸和維他命C的茶，或是用檸檬和蜂蜜調製而成的蜂蜜檸檬水，也能有效的去除宿醉。

不過，如果這些飲料太冰涼，則會減緩有效成分的吸收，所以最好是在溫熱狀態下攝取。

●蜂蜜檸檬水的作法

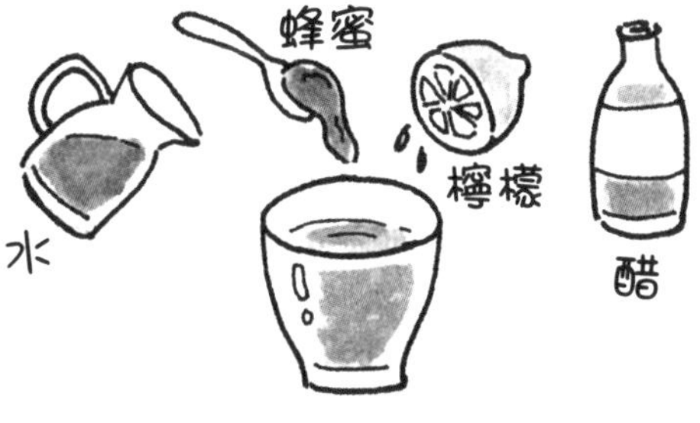

將 1 ／ 2 個檸檬擠汁和蜂蜜（適量）放入杯中，倒入水攪拌混合。也可以用醋代替檸檬。

2

柿子＊分解酒精

含有乙醇脫氫酶等防止爛醉或對宿醉有效的成分

大家應該都吃過原產於亞洲的柿子。

含有豐富的果糖和維他命C，是衆所周知的防止爛醉或對宿醉有效的食品。柿子的效果極佳。甜柿中所含的澀味成分澀醇及乙醇脫氫酶等特殊酵素，能夠分解乙醇。再加上含有利尿作用的鉀，所以是能夠有效防止爛醉或宿醉的水果。

柿子的維他命C含量是橘子的2倍。澀味成分單寧酸，對燒燙傷或蚊蟲叮咬有效，具有各種效果。

葉子的部分，維他命C的含量爲柑橘的數十倍。柔軟的嫩芽可以炸來吃，或是乾燥後做成柿葉茶。柿葉茶具有利尿作用。大量飲用，則在酒精被分解之前，就可以將這些酒毒的根源排出體外。

●柿子主要的營養成分（100 g 中）

成分＼形狀	甘柿	去除澀味的柿子
熱量	60kcal	63kcal
維他命C	70mg	55mg
胡蘿蔔素	420μg	300μg
鉀	170mg	200mg
食物纖維	1.6g	2.8g

●柿葉茶的作法

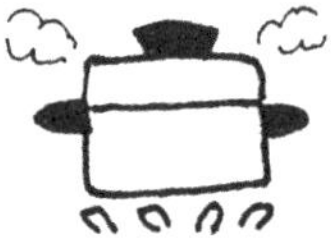

①將洗淨的嫩葉用大火煮 2 分鐘。

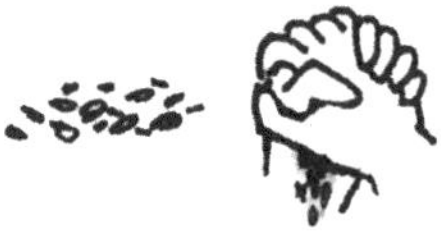

②切碎擠乾，去除澀液。

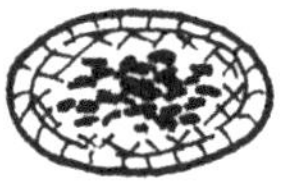

③放在陰涼處陰乾，保存於罐子中。

3 蜆貝＊強化肝臟的解毒作用

優質蛋白質、維他命 B_{12}、糖原等對肝臟具有溫和的作用

雖然不能一次大量攝取，但是其營養均衡，尤其在喝完酒或宿醉時食用，非常有效，所以很受歡迎。

●蜆貝（生）主要的營養成分（100 g 中）

熱量	51kcal
蛋白質	5.6g
維他命 B_{12}	62.4μg
鈣	130mg
鐵	5.3mg
鋅	2.1mg

營養成分方面，蛋白質和雞蛋相同。此外，含有均衡的必須氨基酸，不會對肝臟造成負擔，能夠促使肝臟恢復功能。

●蜆貝料理

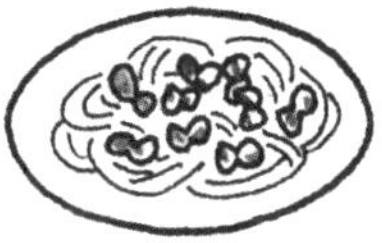

不使用蛤仔，而使用蜆貝的海鮮義大利麵。

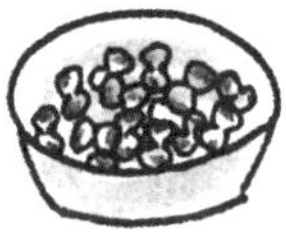

大的蜆貝可以採用酒蒸的方式料理。

可以將蜆貝放入拉麵中。

蜆貝煮過久，肉會變硬，要注意。要一併喝掉溶出精華的湯汁。

維他命 B_{12} 和糖原則能促進肝功能。另外，氨基酸中的牛磺酸和膽汁結合，可以使得肝臟的解毒作用活化。

對於負責代謝酒精的肝臟而言，確實是極佳的食品。

喝完酒或宿醉時，最好飲用蜆貝味噌湯。

味噌具有促進肝功能的作用，可以得到相輔相成的效果。如果再搭配含有能夠促進肝功能的苦味酸的醃鹹梅，則更能提高效果。

蜆貝的營養成分容易溶於水分中，所以湯也要一併喝掉。

4 薑黃＊由於能夠提高肝臟的解毒作用而備受注目

使膽汁分泌正常，改善因爲酒精而受損的肝功能

薑黃的英文名稱是 TURMERIC，爲能夠增添食慾的鮮黃色香料，是咖哩料理不可或缺的物質。市售的咖哩粉中也含有薑黃。同時也是醃黃蘿蔔的著色料或染料。

在中國和印度，是傳統的藥草。自古以來，被當成黃疸等的治療藥來利用。日本江戶時代，則利用其來治療肝臟，當成胃腸藥使用。

薑黃含有藥效成分薑黃色素，具有解毒及促進膽汁分泌的作用，對於酒精引起的肝臟障礙非常有效。

由於具有苦味等獨特的特性，所以只能少量用來點綴料理。

●薑黃的利用法

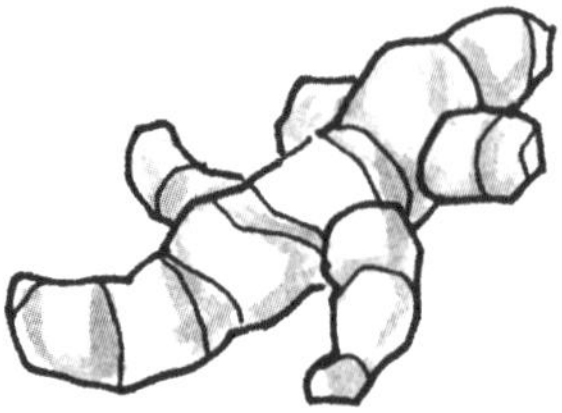

薑黃是薑科的多年草。在市面上當成香料販賣的薑黃，不只能用來搭配咖哩，也可以運用在各種料理中。味道很強，最初先使用少量，嘗試一下。

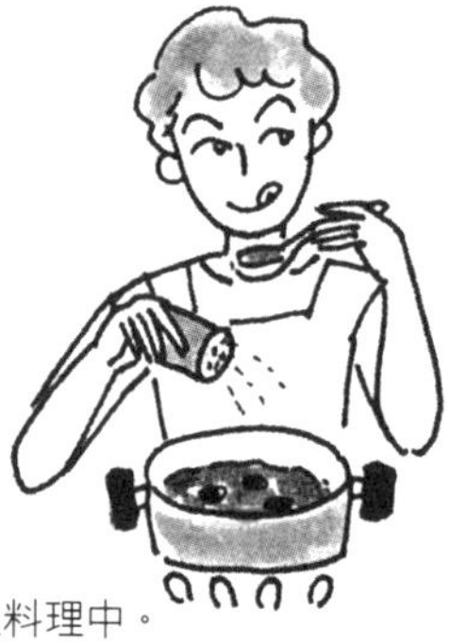

加入咖哩料理中。

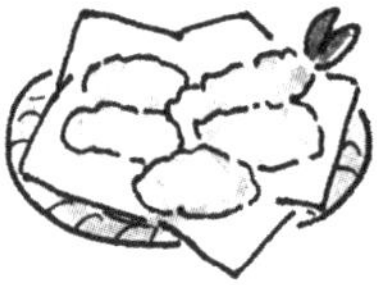

可以混入油炸食品的麵衣中。

爲炒菜增添色彩。

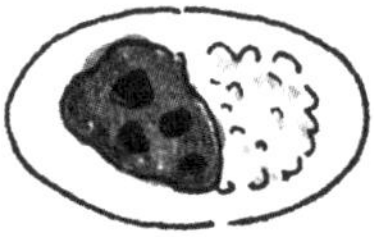

混入市售的咖哩塊中，增加薑黃的量，增添風味。

5 蘆薈＊苦味成分能夠消除酒毒

多糖體和糖蛋白質能降低血中的乙醛濃度，有效防止爛醉

蘆薈主要是燒燙傷或蚊蟲叮咬及具有健胃作用的藥用植物。一般家庭會種植盆栽加以利用。

近來，發現其能夠有效的降低在肝臟分解酒精時所產生的有害物質乙醛在血中的濃度。帶刺的綠色部分和內側的膠質中所含的多糖體、糖蛋白質等，能夠發揮這種作用。

飲酒前，將蘆薈擦碎食用，就能有效的預防頭痛、噁心或臉紅等爛醉的症狀。

此外，蘆薈的苦味成分蘆薈素具有健胃作用，是治療宿醉所引起的噁心或想吐等的特效藥。將蘆薈擦碎，飲用其汁液，可以得到非常好的效果。

蘆薈種類繁多，不妨選擇劍蘆薈在家中栽培。植物強壯，不必撒肥料，生長情況良好。最好在陽光充足的地方種植。

●蘆薈汁的作法

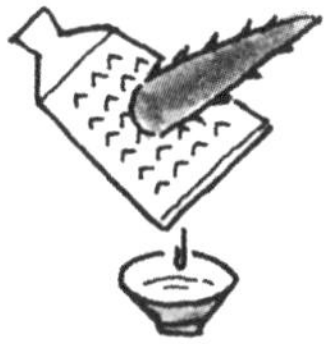

將洗淨的蘆薈用擦板擦碎，喝下 1 ～ 2 小杯的汁液。飲酒前喝蘆薈汁，可以防止爛醉。對於宿醉的噁心、想吐等症狀也有效。

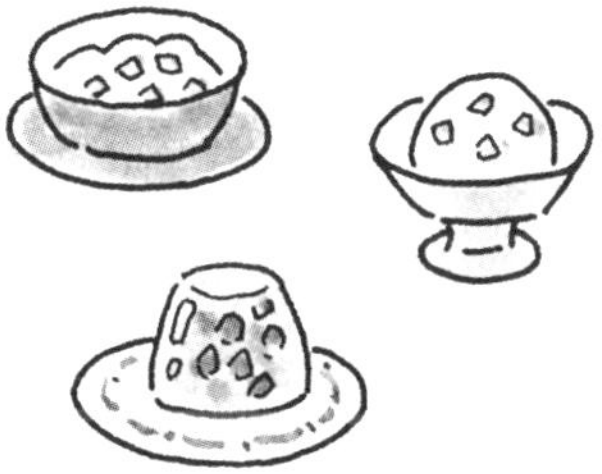

在優格或冰淇淋、果凍等甜點中添加蘆薈，也是一種很好的方法。這時要將葉的皮剝掉，只使用裡面的膠狀成分。如果不喜歡苦味，則可以事先將其浸泡在砂糖水中再使用。

6

蛋白質＊減輕肝臟的負擔

延遲酒精的吸收促使衰弱的肝臟活化，是下酒菜中不可或缺的食品

爲了減少酒對肝臟造成的負擔，最好積極攝取下酒菜。在空腹狀態下飲酒，酒精從胃流入腸，會被迅速吸收，容易喝醉。

只要胃中有食物，則在食物還未完全被消化之前，胃的幽門部分會收縮，內容物必須花較長的時間才會到達十二指腸。蛋白質和脂肪會長時間停留在胃內，最適合當成下酒菜。

攝取過多的脂肪會導致肥胖，所以可以選擇生魚片或肉、烤雞、豆腐、納豆、蛋、乳酪等營養價值較高的食品。

能夠分解乙醛的酵素是蛋白質。此外，構成蛋白質的氨基酸也有促進肝臟解毒的作用。

肉類或黃豆中所含有的膽鹼，以及海鮮類中較多的牛磺酸等，能夠防止肝臟的酒精成爲脂肪蓄積下來。含有均衡氨基酸的高蛋白食品是理想的下酒菜。

●可以當成下酒菜的食品

含有膽鹼的下酒菜

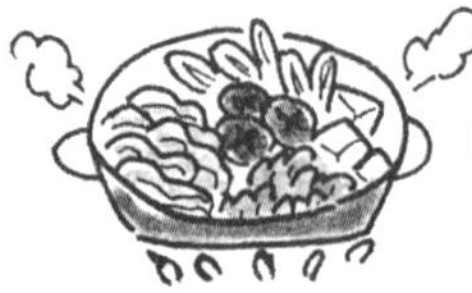
日式牛肉火鍋

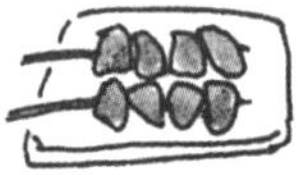
雞肝串燒

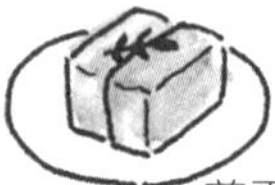
煎蛋

含有牛磺酸的下酒菜

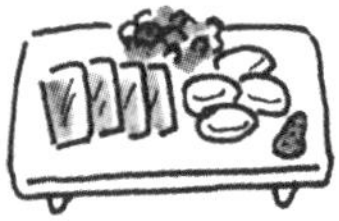
扇貝、鮪魚生魚片

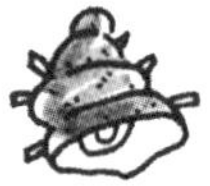
貝殼烤蠑螺

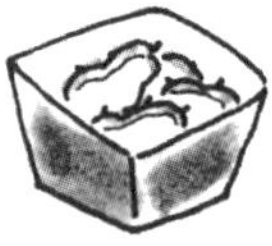
醋拌章魚

注意事項

喝解宿醉酒是不好的習慣雖然喝完很舒服，但最後是白忙一場

有的人爲了振作精神，會在第二天早上喝解宿醉酒。

頭痛、噁心或倦怠等，感覺不舒服時，飲用解宿醉酒可以暫時消除不適。解宿醉酒藉著酒精的作用而使腦麻痺，能夠抑制不適的症狀。但這只是暫時性的，經過一段時間之後，會再度出現宿醉的症狀。

這種做法無法根本解決宿醉的問題。一旦養成喝解宿醉酒的習慣，就容易罹患酒精依賴症。因此最好以積極的態度來消除不適的症狀。

攝取容易消化而對宿醉有效的蛋白質

飲酒過度的第二天早上，肝臟全部的熱量都用來代謝酒精，再加上被有害物質乙醛損傷，所以會變得十分衰弱。因此，最好積極攝取對肝臟和胃腸不會造成負擔的食品。

對肝臟溫和而不會對胃造成負擔的食品，包括含有優質蛋白質的牛乳或乳酪等乳製品、蛋豆腐、加入蜆貝或豆腐的味噌湯等。牛乳或味噌湯可以補充水分，具有一石二鳥的功效。

感覺噁心或想吐時，爲避免刺激胃，最好攝取常溫或接近人體肌膚溫度的食品。

即使能夠抑制宿醉的不適症狀，但是肝臟和胃壁的損傷則需要花一段時間才能修復。宿醉後2～3天，要避免暴飲暴食，讓消化器官充分休息。

有的人喝完酒後會吃拉麵。拉麵的油分多、調味重，容易對胃造成負擔。

如果喝完酒之後還想進食，那麼最好攝取水果、加入蜂蜜的牛乳、優格或半熟蛋等容易消化而能提高肝功能的食品。

7

穴道療法＊消除宿醉的不適症狀

適度的刺激可以得到超暈的效果

早上身體不舒服時，可以嘗試穴道療法。

刺激穴道的力量太強或太弱，都會使效果減半。

平常就要找出身上穴道的位置，熟悉奏效的指壓力量。

●去除胃的噁心感

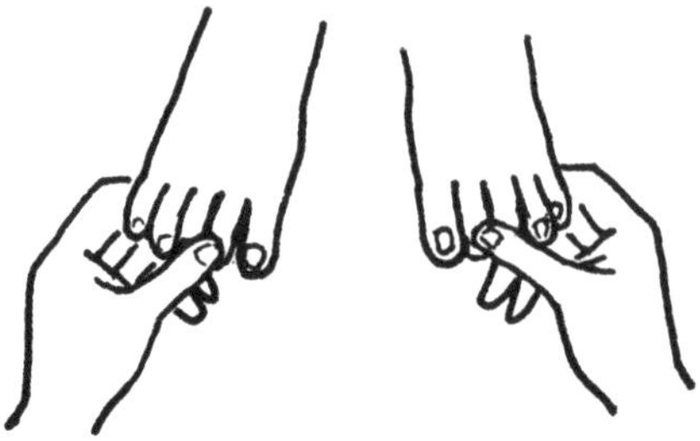

厲兌

在第 2 腳趾趾甲生長的部分。好像捏住腳趾一樣，用拇指給予刺激。

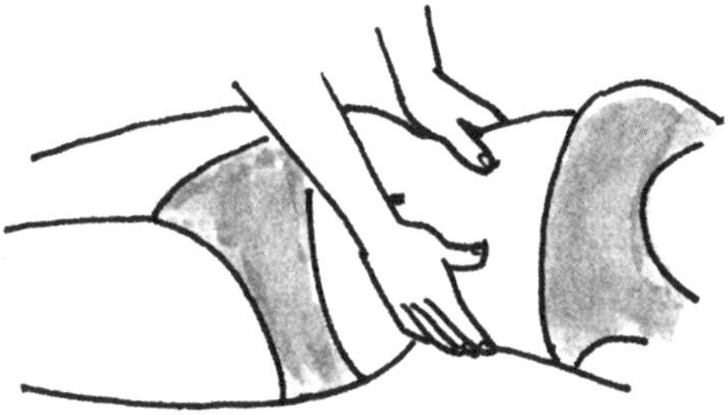

期門

乳頭正下方延伸的線和肋骨正下方交叉處的穴道。利用雙手的食指、中指、無名指由下往上，慢慢按壓。

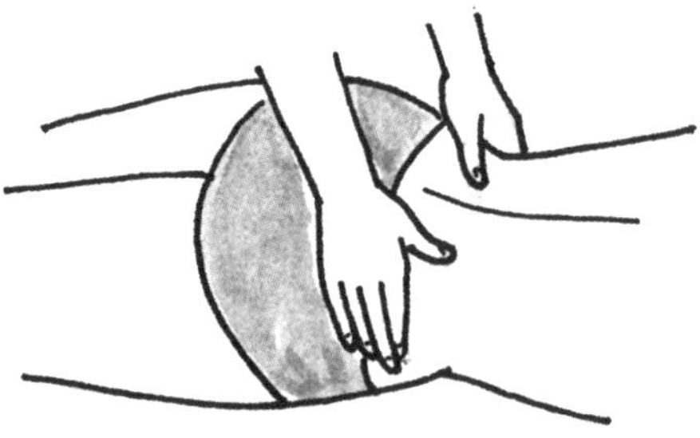

胃俞

沿著背骨排列的穴道之一。第 12 胸椎和第 1 腰椎之間左右 2 指寬的外側。用拇指一邊旋轉一邊按壓。

●將酒精排出體外

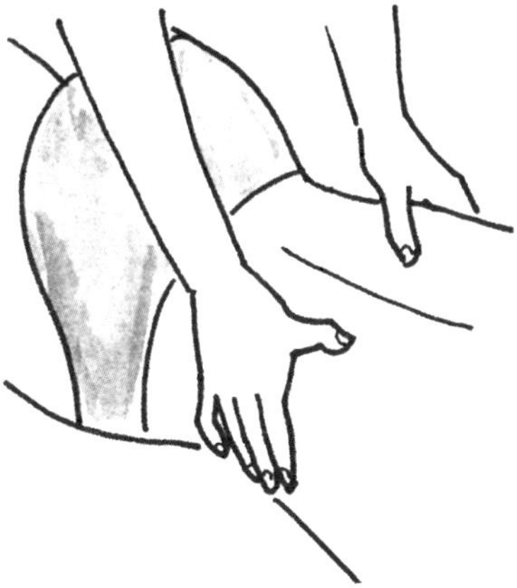

肝俞
第 9 胸椎與第 10 胸椎之間的高度算起 2 指寬的外側。用拇指稍微用力按壓。

●去除倦怠

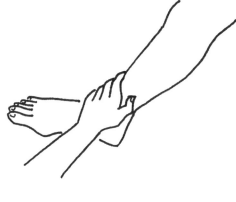

三陰交
距離足內踝 3 指寬上方的足脛邊緣。用拇指指腹充分按壓。

●緩和頭痛

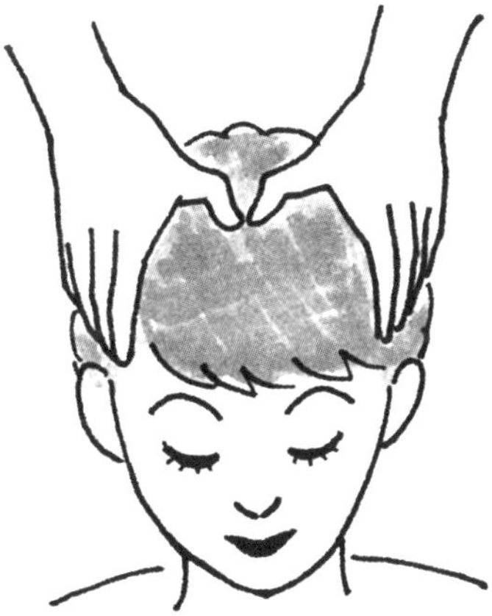

百會
頭頂的凹陷處。用拇指輕輕給予刺激。

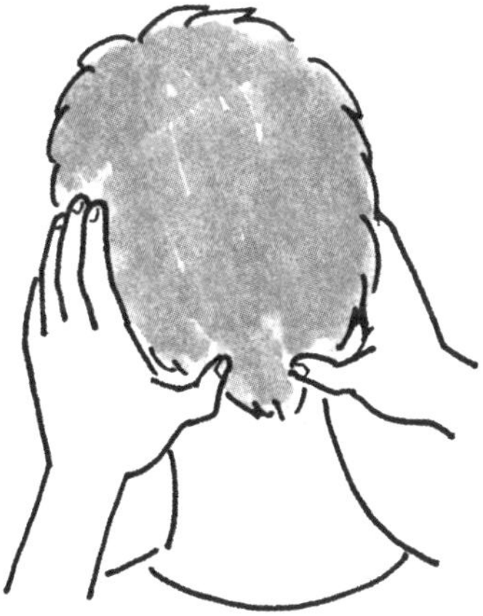

天柱
後脖頸中央 2 指寬外側的凹陷處。用拇指揉捏。

乳酸——產生疲勞，汙濁血液

熱量代謝後所產生的毒素

身體沈重、肩膀或後脖頸酸痛、疲勞等感覺，都是乳酸積存的證明。

乳酸是一種疲勞物質，在活動身體或保持體溫而使用熱量的過程中，就會形成這種老廢物。

熱量攝取過多，無法順暢發揮代謝機能時，容易產生乳酸，亦即引起疲勞感。

這時，原本弱鹼性的細胞會變成酸性，細胞機能遲鈍而無法順利吸收營養或氧。

乳酸充斥於靜脈，使得血液循環不順暢，血液偏酸性。結果引發肩膀或後脖頸酸痛、腰倦怠、身體冰冷、頭痛或頭重等毛病。

一旦惡化，則不只是疲勞，細胞本身無法發揮正常機能，引起風濕等難治疾病或對神經造成不良影響時，就會造成神經痛。

代謝機能減退而導致疲勞積存

只要身體的代謝機能順暢發揮作用，乳酸就不會引起各種障礙。

重點在於避免乳酸積存。

首先，簡單的探討一下體內製造乳酸的過程。

代謝機能與酵素的作用

在我們體內將食物消化吸收，轉換為熱量，或是將老舊的組織以新生的組織來更換，將不需要的老廢物排泄到體外，這一連串複雜的化學變化，就稱為代謝。

這時，必須要有成為觸媒的酵素，才能夠進行化學變化。沒有酵素，代謝就無法順暢進行。

大家較熟悉的消化酵素，就是胃液的胃蛋白酶、胰液的胰蛋白酶、脂肪酶、澱粉酶等。此外，在各臟器和組織中也有各種酵素，促進新陳代謝順暢的進行。

乳酸積存會變成何種情況？

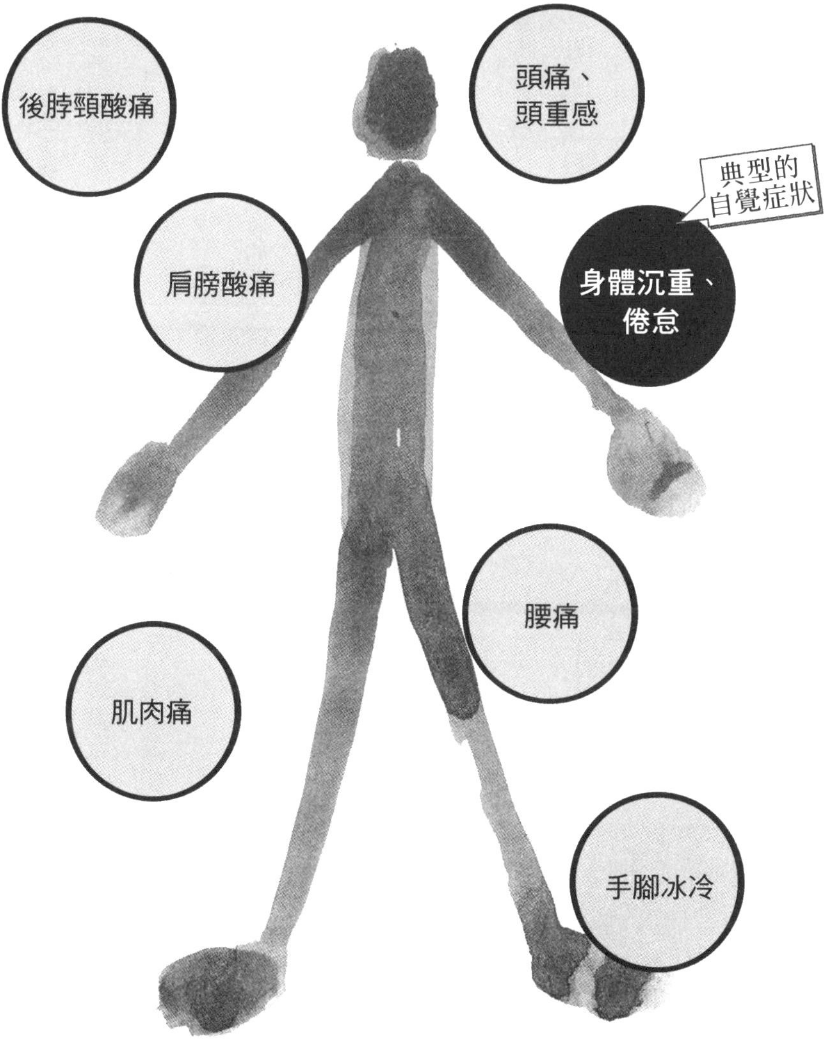

■成爲診斷標準的徵兆■

- 膚色不佳，臉看起來非常疲累。
- 做血液檢查，如果乳酸値超過 5 ，就表示疲勞積存相當嚴重。健康人的乳酸値爲 1.5 以下。

熱量代謝是階段性進行的，生成乳酸的關鍵是枸櫞酸循環。我們所攝取的食物，藉著體內進行的枸櫞酸循環過程而轉化爲熱量。

例如飯等醣類，會被唾液或胃液分解，變成葡萄糖。由腸吸收的葡萄糖成爲糖原，暫時儲存在肌肉或肝臟中。必要時，運送到各器官燃燒，釋出熱量。經由化學反應，會同時產生水、二氧化碳和焦性葡萄酸。焦性葡萄酸和氫結合，就會形成乳酸。

不過，在這個階段，還不能當成身體的熱量來利用，要藉著下次進行的枸櫞酸循環，才能產生維持生命活動的熱量，即ATP（腺苷三磷酸）。

第1階段產生的焦性葡萄酸，在變成乳酸之前，進入第2階段的代謝系統，變成8種酸並釋出熱量。這就是枸櫞酸循環。

要使這個循環順暢進行，就需要足夠的氧和營養，尤其是營養素維他命B群。

缺乏氧和維他命B群時，枸櫞酸循環無法順暢進行，就會殘留焦性葡萄酸，產生大量的乳酸。

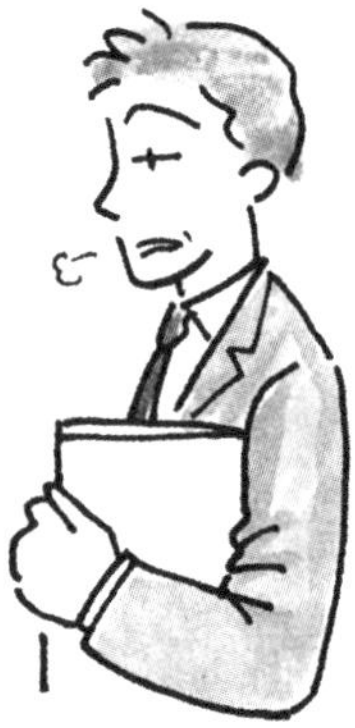

支撐我們活動的熱量，是腺苷三磷酸（ATP）。一旦缺乏，就會感覺疲勞。

腦也會疲勞生鏽。該如何使腦內年齡年輕？

缺乏幹勁或集中力時，就表示腦已經相當疲勞了。

腦的重量約12～14g，只佔體重的2%，但是消耗熱量卻達500大卡。成爲腦熱量來源的就是葡萄糖。腦可以說是一個偏食的大食客。

腦無法積存讓自己活動所需的葡萄糖，所以要經常補充葡萄糖。

葡萄糖在體內被吸收殆盡的時間，大約是在飯後4小時，然後就會動用蓄積在肝臟的糖原來供應腦。腦在睡眠中也必須要工作，所以在早上起床時，前一天晚餐攝取的葡萄糖已經用完，糖原也已用盡。

因此如果不吃早餐，腦缺

●枸橼酸循環

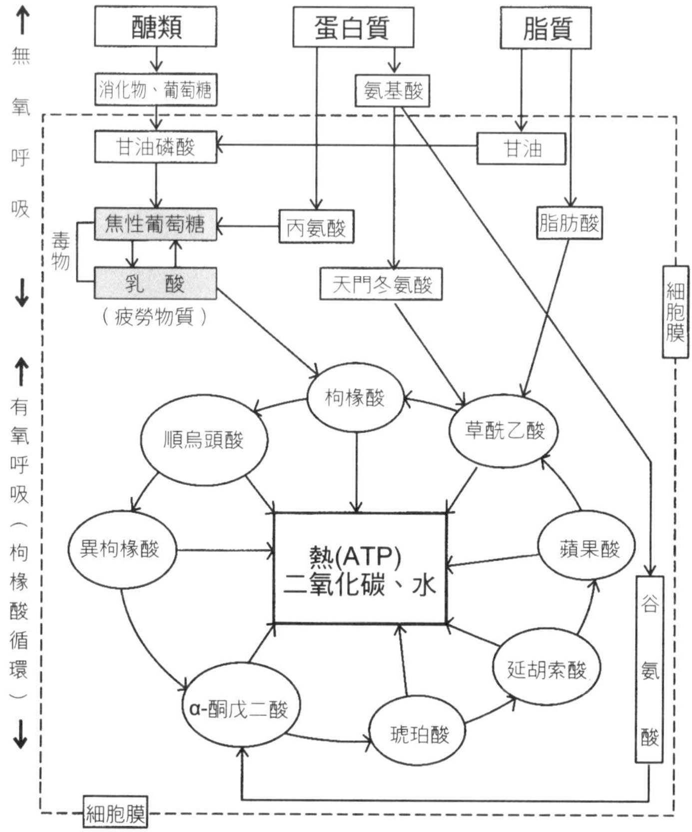

- 如果枸橼酸循環順利，則血液中的乳酸等疲勞物質會立刻消失。降低血液的黏稠度，使血液順暢的流動。
- 如果有枸橼酸，就能使枸橼酸循環順暢進行。如箭頭所示的方向循環 1 周，就能使熱量充分燃燒。

乏活力，上午頭腦就無法運作。所以起床之後，一定要趕緊供應腦部營養。

含有能夠成為腦能量葡萄糖的食品，包括砂糖、蜂蜜、水果、米、麵包等。

而能夠將葡萄糖轉換為熱量的，就是維他命B群，所以也不要忘記補充維他命B群。

此外，為避免腦生鏽，提升腦的活力，則需要補充下列的營養成分。

・維他命C・E，多酚

腦在去除水分之後，大部分只剩下脂質。因此容易氧化，也就是容易生鏽，這是它的缺點。所以一定要充分攝取能有效防止生鏽的食品＝抗氧化食品。

・膽鹼、卵磷脂

使乳酸積存的肌肉得到更新

爲了消除疲勞，就必須避免乳酸的產生及積存。

那麼要如何消除乳酸呢？

乳酸會積存在肌肉，透過肌肉的血管，運送到乳酸處理工廠肝臟。

問題在於乳酸積存的肌肉會收縮，通過肌肉中的血管在受到擠壓狀態下，血液循環不良。

這時，可以借助伸展運動。

●肌肉疲勞與乳酸

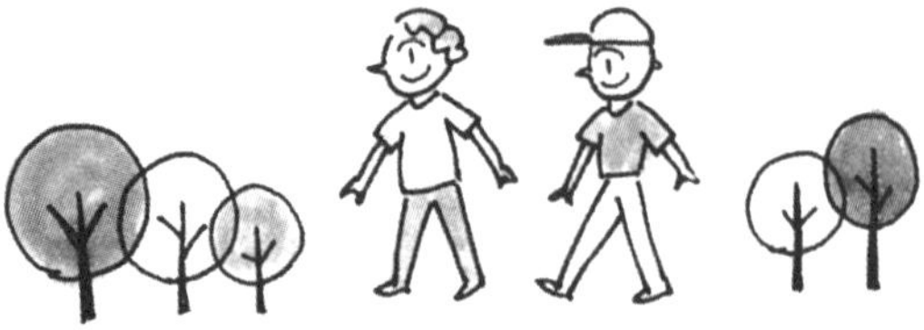

進行走路等輕鬆的運動，肌肉一邊吸收氧，一邊使脂肪燃燒。

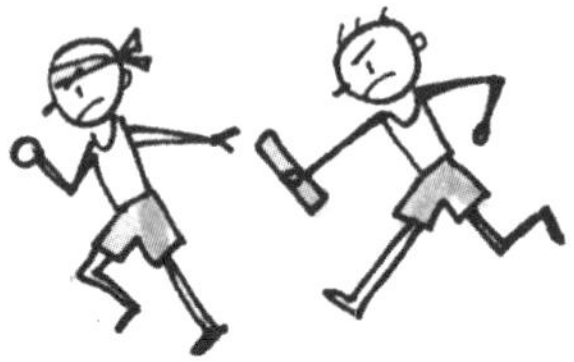

但是像短跑等劇烈運動，需要大量的氧，來不及等待氧從肺送到肌肉。因此並非燃燒脂肪，而是燃燒葡萄糖，燃燒的殘渣就是乳酸。

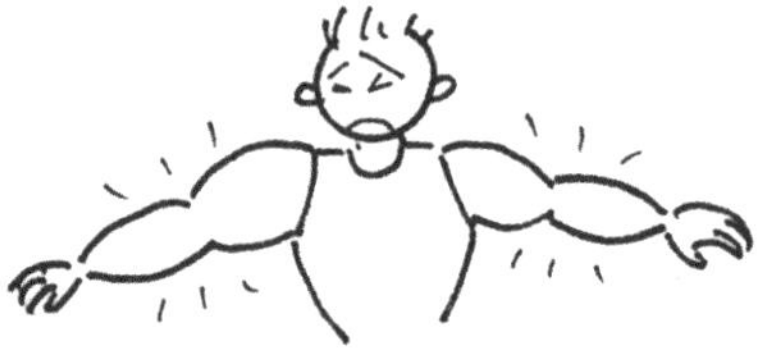

持續劇烈運動，乳酸蓄積在肌肉中，最後就會使得肌肉的伸縮作用無法順暢進行。

蛋黃中所含的膽鹼，能給予腦細胞的活力。膽鹼對於阿茲海默症的治療及症狀的改善非常有效。含有大豆成分的卵磷脂，是腦神經細胞的原料，能夠提高腦的作用。

・DHA

存在於青色魚當中，能夠使腦神經細胞活化，預防癡呆。

肌肉痛也是因爲乳酸作祟

平常不運動的人，偶爾因為遠足而走較長的距離，就會引起肌肉痛。

這就是肌肉有乳酸積存、肌肉收縮的狀態。一旦使用肌肉，當天就要藉著伸展運動好好的伸展身體。

伸展肌肉時，被擠壓的血管復原，血液循環順暢，則積存的乳酸就會被沖掉。

要避免乳酸積存，則最好經常活動身體，促使老舊的血液與含有足夠營養和氧的新鮮血液交換。

不要依賴藥物，藉著運動和飲食消除疲勞

很多人會服用藥物消除疲勞。然而，化學藥品只能暫時消除疲勞，一旦持續過同樣的生活，疲勞會再度積存下來。

在初期階段，疲勞物質乳酸會引起肩膀酸痛或倦怠等症狀。放任不管，血液酸性化，就可能會引發重大的疾病。一般人會利用假日臥床休息，但是這樣還是會使乳酸積存在體內，所以最好盡量活動身體，攝取營養均衡的飲食。

此外，睡眠充足也能有效的消除疲勞。身體沈重、倦怠而感覺疲勞時，在服用藥物之前，請先讓身體更新吧！

●在肝臟被分解掉的乳酸

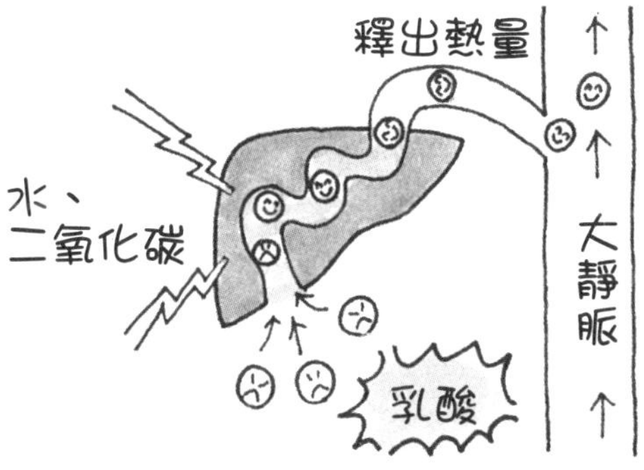

乳酸藉著肝臟的代謝途徑分解為水及二氧化碳，釋出熱量。這時就能「去除疲勞」。

缺乏維他命、礦物質，則無法去除疲勞

可以藉著代謝機能分解掉疲勞物質乳酸，以消除疲勞。要使代謝機能順暢運作，就必須使得觸媒的酵素活化，因此需要鐵及錳等礦物質及維他命B_1。

無法去除疲勞的人，可能是缺乏礦物質或維他命。

減少乳酸的5種方法

1 維他命B群＊消除疲勞不可或缺的營養素

幫助酵素的作用，促使熱量代謝活化，減少疲勞物質乳酸

維他命是調整身體狀況的營養素，尤其是維他命B群，能夠……發揮代謝熱量及消除疲勞的功效。

●維他命 B 群主要的效能

維他命 B_1	促進醣類代謝、消除疲勞、緩和壓力
維他命 B_2	促進脂質代謝、消除疲勞、預防生活習慣病
維他命 B_6	促進蛋白質及脂質代謝、強化免疫力
維他命 B_{12}	防止貧血、促進血液循環
菸鹼酸	促進醣類、脂質代謝
泛酸	促進熱量代謝、防止動脈硬化
葉酸	防止貧血、促進成長
生物素	促進熱量代謝、防止老化

醣類和脂質轉化成熱量時，氨基酸會發揮酵素的催化作用。維他命B群和氧，都是促使酵素產生作用不可或缺的營養素。

一旦缺乏時，就會產生大量的疲勞物質乳酸，引起肩膀酸痛或倦怠等疲勞的現象。健康時呈弱鹼性的血液會偏酸性，甚至引發生活習慣病。

此外，分解乳酸時也需要維他命B_1。因此，最好積極攝取維他命B_1。

藉由豬肉攝取維他命 B_1 里肌肉和脊背肉的部位含量尤其豐富

豬肉的維他命 B_1 含量爲牛肉的10倍，是強精食品。

容易疲勞的人，攝取豬肉料理能夠有效的消除疲勞。

脊背肉、里肌肉、五花肉、腿肉等部位含有維他命 B_1。不過，里肌肉和脊背肉的含量更豐富。脊背肉的脂肪多，故最好選擇里肌肉。

維他命 B_1 具有容易溶於水的性質，在烹調時要多下點工夫。可以採取蒸豬肉的方式，添加蔥和蒜等佐料，其中所含的蒜素，可以提高維他命 B_1 的吸收力。

●豬肉主要的營養成分（100g 中）

部位／成分	脊背肉瘦肉・生肉	里肌肉瘦肉・生肉
熱量	150kcal	115kcal
維他命 B_1	0.80mg	0.98mg
維他命 B_6	0.38mg	0.42mg
維他命 B_{12}	0.3mg	0.3mg
菸鹼酸	8.6mg	5.3mg

●有效的組合方法

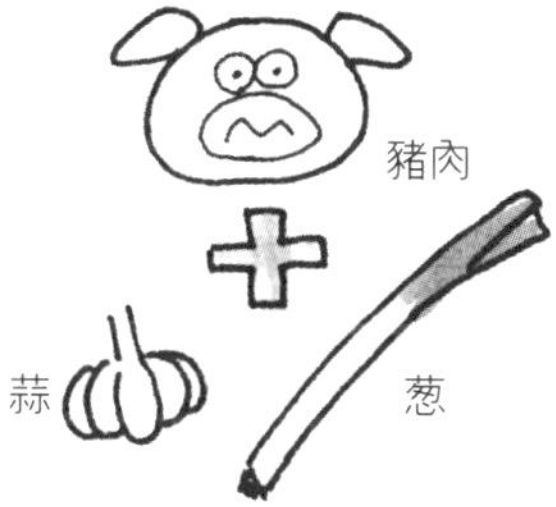

蔥和蒜中所含的蒜素，能夠提高豬肉的維他命 B_1 的吸收。

維他命 B_1 容易隨著尿液排出體外，最好每天攝取

體內無法合成維他命 B_1，只能從食物中攝取。在熱量或醣類代謝的過程中，是不可或缺的重要維他命。若是熱量來源多半依賴醣類，維他命 B_1 的需要量很大而容易缺乏，一定要注意。

●維他命 B_1 含量較多的食品

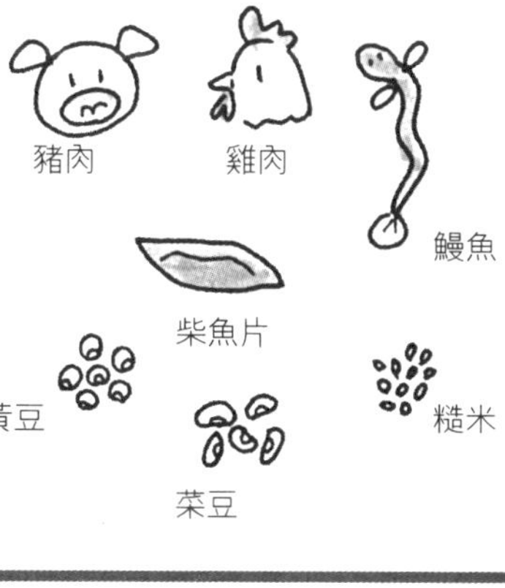

2 醋（枸櫞酸）

＊使熱量代謝順暢進行

對身體的「消除疲勞系統」發揮作用
使偏酸性的血液保持弱鹼性

疲勞時會想吃醋漬菜。這是因爲身體知道醋能夠消除疲勞。

醋中所含的有效成分枸櫞酸，是使能夠產生熱量、消除疲勞的枸櫞酸循環順暢進行不可或缺的成分。

在枸櫞酸循環中，疲勞物質乳酸的根源焦性葡萄酸會和草酰乙酸結合循環。不過，缺乏草酰乙酸時，枸櫞酸循環就無法順利進行。

枸櫞酸具有彌補不足的草酰乙酸的作用，所以是枸櫞酸循環系統不可或缺的成分。

此外，成爲疾病根源的酸性血液，也能藉著枸櫞酸恢復爲原本的弱鹼性。

當血液變酸性時，身體缺氧，疲勞感增加，同時會對腦的延髓產生作用，變得容易興奮或焦躁。

枸櫞酸具有分解乳酸的作用。從事劇烈運動，肌肉產生乳酸，引起疲勞或肌肉痛時，枸櫞酸能夠有效的消除肉體疲勞。因此，許多運動社團在練習時都會準備檸檬片，就是因爲枸櫞酸具有這種效果的緣故。

●含有枸櫞酸的主要食品

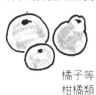

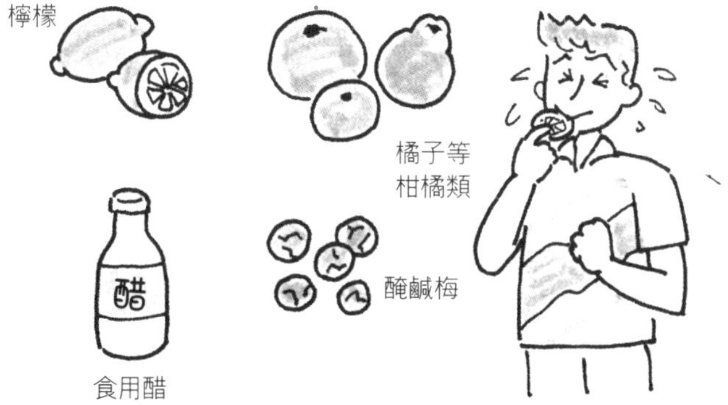

天門冬氨酸＊消除疲勞，增強精力

從蘆筍中發現的氨基酸對熱量代謝產生作用，創造精力

蘆筍的主要成分天門冬氨酸是一種氨基酸，存在於豆類、甘蔗或肉類中。

尤其是豆芽菜或蘆筍等會發芽的植物，含量較爲豐富。

某些標榜消除疲勞的口服液中，就含有天門冬氨酸。和熱量代謝有關，能使新陳代謝旺盛。

●含有天門冬氨酸的主要食品

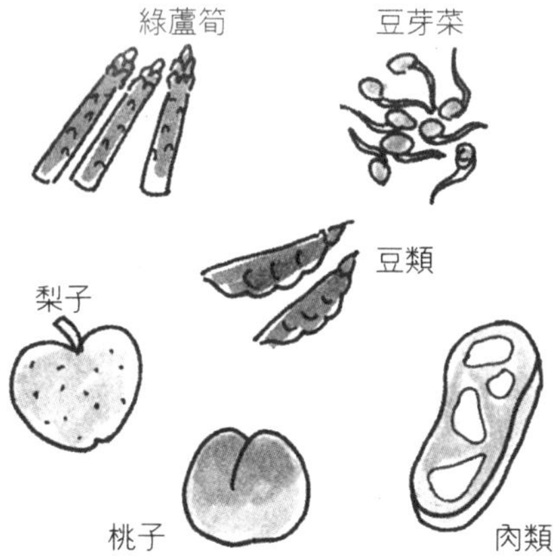

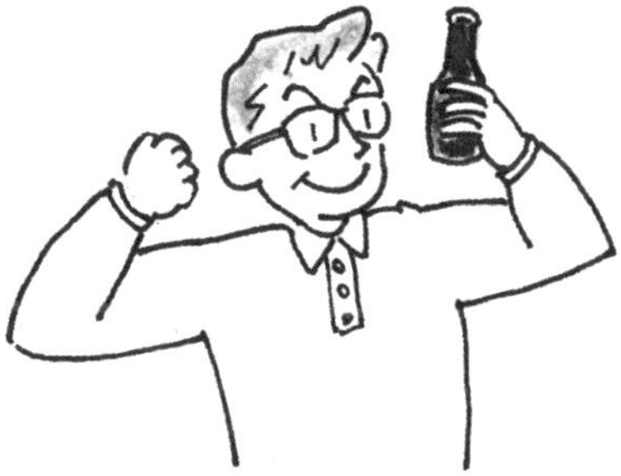

市售增強體力的口服液大多含有天門冬氨酸。

結果，就能去除乳酸等疲勞物質，具有增強精力、滋養強壯等效果。在擁有許多慢性疲勞者的現代社會中，這是珍貴的營養成分。

此外，對於氮的代謝也會產生作用，將有害的氨氣排出體外，具有保護中樞神經系統的效果。

疲勞時，不要依賴營養口服液，最好積極攝取穗尖含有豐富天門冬氨酸的蘆筍。

另外，綠蘆筍的天門冬氨酸含量高於白蘆筍。

4

伸展運動＊促進血液循環，消除疲勞

慢慢伸展萎縮的肌肉，能夠促進血液循環 感覺疼痛時就要停止運動

長時間維持相同的姿勢坐在辦公桌前工作，會使疲勞物質乳酸積存在肌肉中，造成肩膀酸痛或後脖頸緊繃。在肌肉萎縮的狀態下，乳酸容易大量蓄積，所以最好經常伸展肌肉，促使新鮮的血液循環。

●消除肩膀酸痛的伸展體操

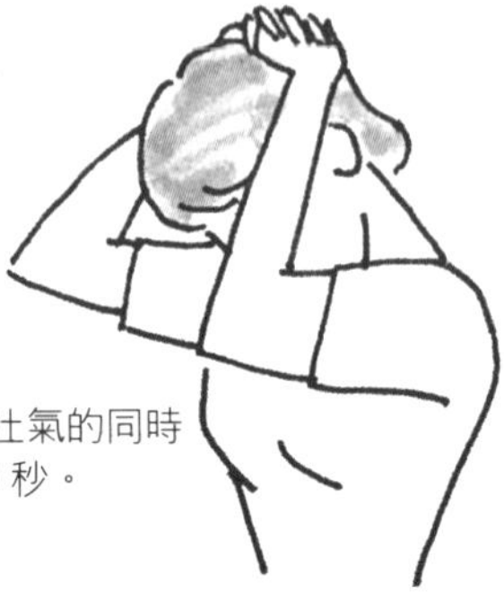

①雙手在頭上交疊，吐氣的同時將頭往前倒。保持 20 秒。

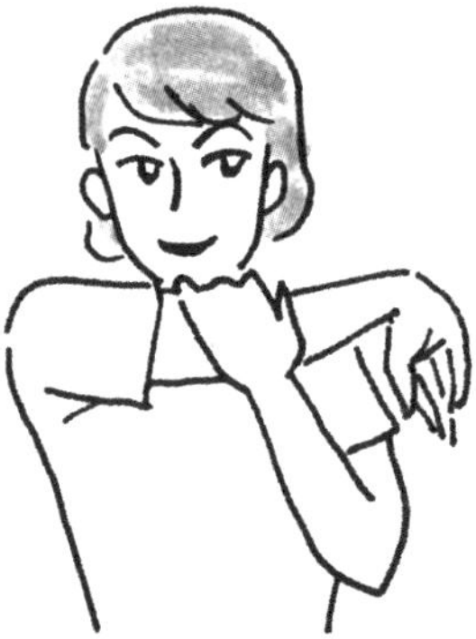

②右手臂橫置於胸前，吐氣的同時用左手將右手肘拉到面前。左右都要保持 15 秒。

③伸直雙臂，手擺在椅子上，吐氣的同時，慢慢讓胸貼近膝，保持 15 秒。

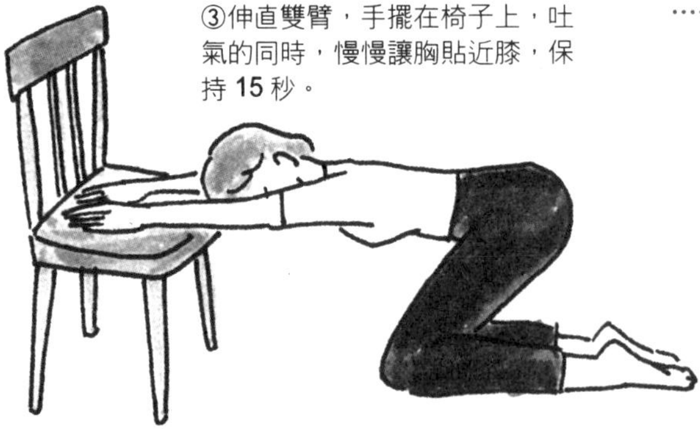

※不管是哪一種伸展運動，都不要利用反作用力，而且不可以伸展到感覺疼痛的地步。

5 芳香療法＊擴張血管，有效的消除疲勞

利用精油的芳香成分，使收縮的血管擴張，消除疲勞

芳香療法是利用香氣濃郁的花草中所浸出的精油，其中含有對自然治癒力產生作用的各種有效成分。

吸收香氣，對腦發揮作用。藉著按摩或泡澡的方式，經由皮膚吸收，送達毛細血管或淋巴液，使得有效成分遍及全身。

薰衣草或迷迭香等具有鎮靜作用的香草，能夠有效的消除疲勞。泡個芳香精油澡，能夠消除身體的倦怠。

除了專賣店之外，百貨公司也有販賣精油。原液太濃，要稀釋使用。購買時務必詢問使用方法。

●利用薰香爐進行芳香浴

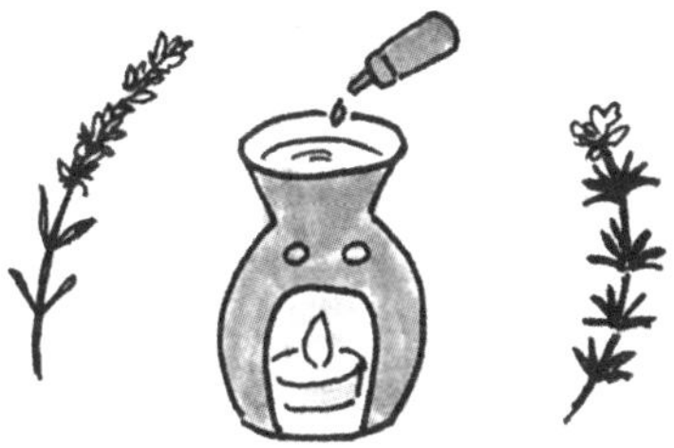

精油加熱，產生香氣。
可以選擇迷迭香、尤加利、刺柏、薰衣草等喜歡的香氣。

●芳香按摩

享受香氣，同時輕柔的按摩肌肉。

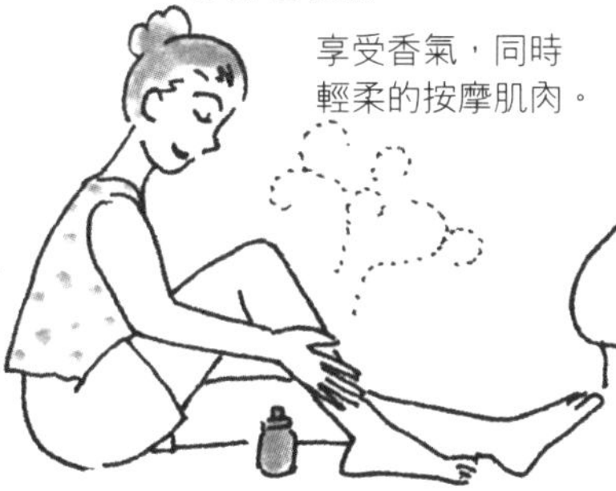

●芳香浴

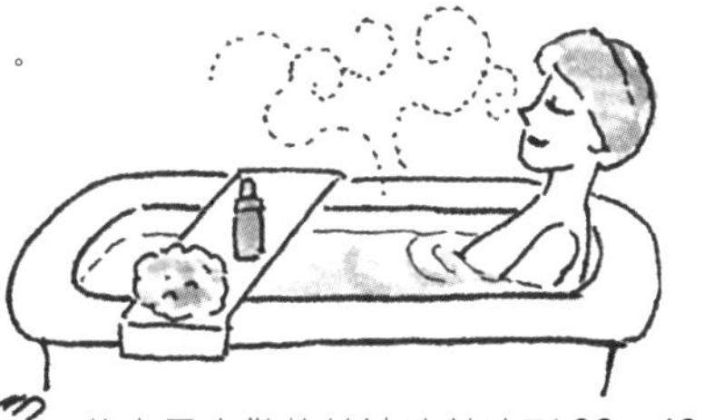

將自己喜歡的精油滴數滴到 38～40 度的熱水當中，花 20 分鐘慢慢的泡個澡。

瘀血——汙濁的血液停滯

老廢物積存在血管中，血液循環不良

東方醫學有「血液循環不良」、「老舊血液停滯」等的說法。瘀血就是指這種狀態。

血液會將營養和氧氣送達全身細胞，同時運走老廢物及二氧化碳。

不過，寒冷或持續過著過度減肥、飲食過量、壓力大的生活時，容易使得血液循環不良，必要的物質無法送達細胞，廢物積存在細胞內，最後細胞本身無法發揮機能。一旦各臟器的細胞出現這種現象，免疫力會降低，而且會成爲引起各種疾病的根源。

尤其女性，會以經痛或月經不順等的形態出現這些毛病。此外，還有手腳冰冷、全身發燙、熱潮紅、貧血、肩膀酸痛、便祕、頭痛、頭重、頭暈、皮膚乾燥等現象。這些都是瘀血所引起的不適症狀。東方醫學將其稱爲「血道症」。

由於症狀看似輕微，所以很多人容易忽略。然而，長久累積，會引發重大疾病，難以治癒。因此，不能放任不管，要盡快找出原因並加以去除。

冰冷、壓力、飲食過量是瘀血的3大原因

造成身體失調的瘀血，原因主要有3點。

女性較容易出現的偏頭痛與肌肉收縮性頭痛

頭的半邊或是整個頭部產生好像脈搏跳動般的偏頭痛。會在經期或是經期來臨前的幾天內出現，關鍵是過度疲勞或壓力。

肌肉收縮性頭痛，則會伴隨肩膀酸痛等慢慢的產生疼痛。

在雨天等天候下或過度疲勞、過度緊張時，也可能會出現這種頭痛。

不管哪一種頭痛，如果還出現了如左頁所示的「黑眼圈」，或是「嘴唇、牙齦、指甲變成暗紫色」，則原因可能在於瘀血。

瘀血是中醫最拿手的治療範圍，可以請中醫師治療。

瘀血積存會變成何種情況？

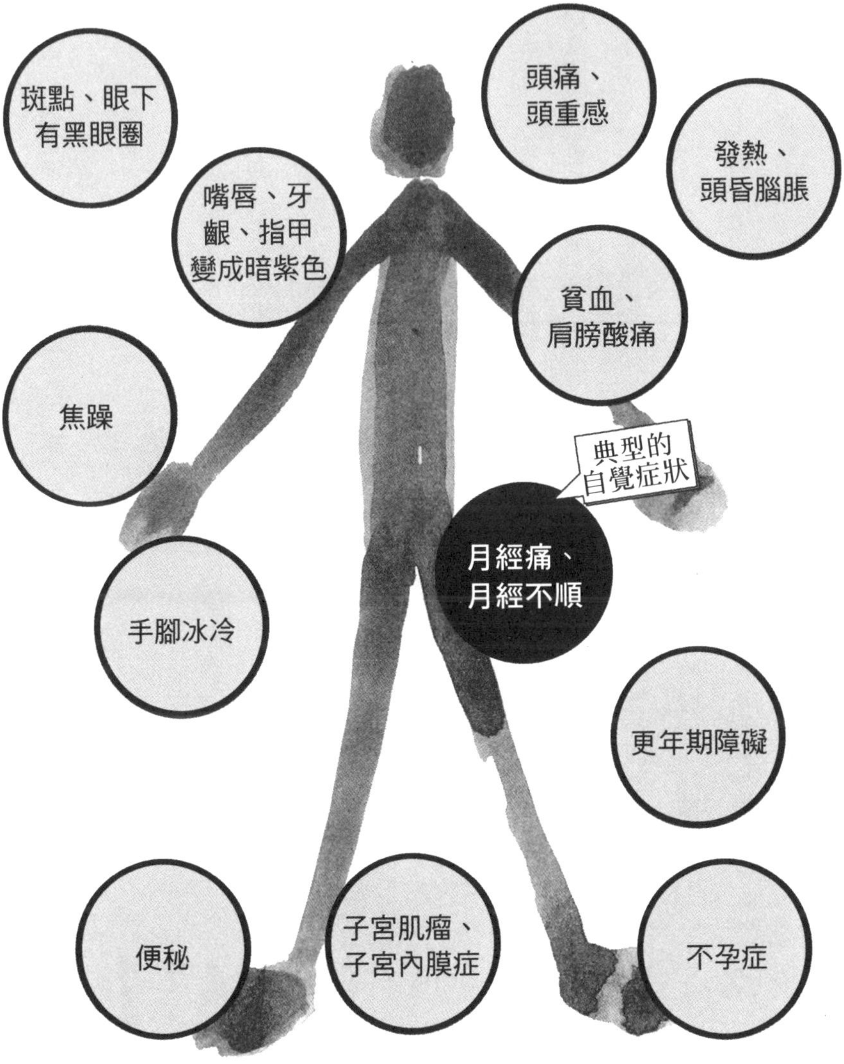

■成爲診斷標準的徵兆■

- 瘀血時需要獨特的診察法。仰躺，用中指或食指按壓肚臍的左下側。如果產生強烈的疼痛感（有時痛到連膝蓋都彎曲起來），則證明有瘀血。
- 接受婦科檢查時，醫師指出有子宮肌瘤或子宮內膜症。

任何一點都是在我們日常生活中不知不覺成爲一種習慣，導致惡性循環。

●冰冷

不只是冬天寒冷的時期，夏天吹冷氣、待在溼氣重的室內，或攝取使身體冰冷的食物，都會使身體變得冰冷。

身體容易冰冷的部位，包括手腳、腰、下腹部。一旦末梢靜脈和毛細血管將血液送回心臟的回流功能不順暢，就會引起瘀血。新的溫熱血液無法流入，會使身體變得更爲冰冷。

爲避免手腳冰冷，要藉著運動或按摩等促進血液循環。

腰和下腹部容易冰冷，是因爲該部位能夠發熱的內臟較少，而且不像手腳能夠活動肌肉。冰冷時，血液循環不良，則冰冷的情況更爲嚴重，血管收縮，血球積存在毛細血管，造成血液循環不良，引起瘀血狀態。

●壓力

對自律神經會造成極大影響的壓力，也和身體的冰冷有關。自律神經控制呼吸、消化吸收及血管的收縮、擴張作用。當身心承受壓力時，血液循環不良，就會引發冰冷現象。

如果自律神經能夠正常運作，則緊張時交感神經發揮作用，放鬆時副交感神經發揮作用，與自己的意志無關，會互相切換。但是經常熬夜而生活不規律，或因爲工作及人際關係而持續承受壓力時，兩種神經就無法順利切換，形成自律神經失調症，加速身體冰冷的現象。

自律神經失調症

交感神經和副交感神經切換不順時，會出現頭痛、頭暈、失眠、手腳冰冷、心悸、便秘、肩膀酸痛、頭昏眼花等各種不適的症狀。

這些狀態總稱為自律神經失調症。

有效的生活資訊

冷氣房的足腰對策
使用拋棄式暖暖包溫暖腰部

身體冰冷是一大問題。在辦公室吹冷氣，容易引起冷氣病。對身體造成強大的損害，同時也是形成壓力的一大原因，所以必須謀求適當的對策。

原本人體會隨著季節的溫度順應變化。在外界氣溫高的夏天，身體會自行冷卻，而到了冬天，身體具有自然提高溫度的作用。

但是夏天吹冷氣，會使得身體降溫作用變得更強，形成雙重的降溫，造成身體受到極大的傷害，尤其是腰部。

腰部是身體中溫度較底的部分。平日因爲有衣物覆蓋，所以不覺得寒冷。但是長時間坐著工作，會造成血液循環不良，促進冰冷，使得腰部肌肉的運動不良。

這時，可以使用拋棄式暖暖包。請不要懷疑，雖然是夏天，但是在冷氣房內爲了保護腰部，就要使腰部溫暖。可以嘗試在裙子內側放置暖暖包。

對於容易冰冷的腳部或膝蓋，則可以利用襪子、長統襪或毛毯來保溫。

另外，在捷運上或餐廳內，則可以利用圍巾、薄羊毛衫或絲襪等絲織品來保暖。絲織品具有很好的保溫效果，可以使整個腳部變得溫暖。

●待在冷氣強的房間裡要注意禦寒

長時間待在冷氣強的辦公室裡，則要有足腰的禦寒對策。要經常轉動腳踝或離開座位，伸展一下緊繃的腰部。

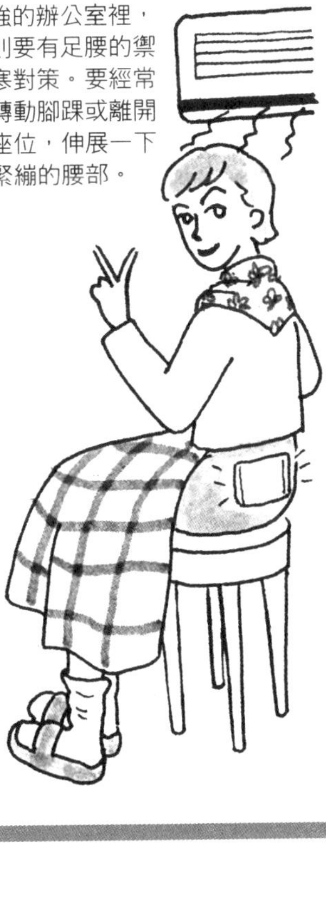

女性因爲荷爾蒙的平衡出現週期性的變化，對自律神經也會造成極大的影響。與男性相比，女性手腳冰冷症較常見的理由就在於此。

●飲食過量

攝取過多動物性蛋白質或脂肪，血液中膽固醇值上升時，血液會變得汙濁。壞膽固醇會使血管壁增厚，導致血液循環不順暢。

這些都會成爲瘀血的原因，引起身體的各種不適症狀。

血液循環惡化會導致內臟機能降低

全身任何地方都可能會出現瘀血狀態，但是因人而異，出現的部位和方式都不同。從事勞動身體某部位工作的人，該部位抵抗力減弱，血液容易停滯，疾病就會從這個部位發生。不過，各人天生體質不同，即使從事相同的職業，有的人會出現異常，有的人卻不會。另外，生活環境也有影響。

放任血液循環停滯的瘀血狀態不

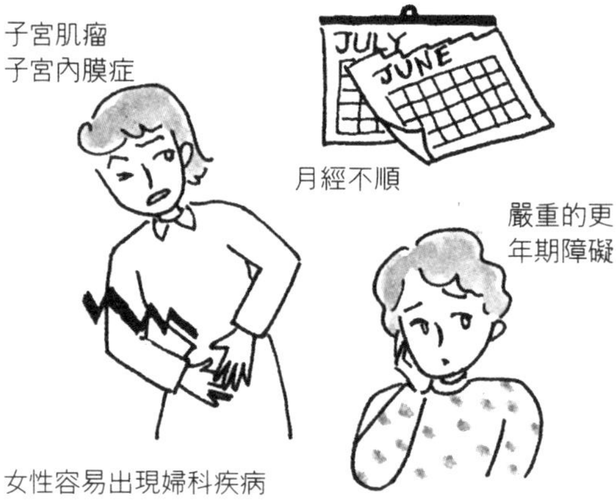
子宮肌瘤
子宮內膜症
JULY
JUNE
月經不順
嚴重的更年期障礙
女性容易出現婦科疾病

很難完全治癒的子宮內膜症

原本應該只存在於子宮內的子宮內膜，卻可能在卵巢、輸卵管或腹膜等處增殖。

在增殖的地方產生經血，每次月經來時，血液積存，與周圍的組織沾黏，或是出現下腹疼痛、腰痛、經血過多、不正常出血等症狀。

但是真正的原因不明。

管，容易引起經痛、月經不順、肩膀酸痛、便祕或頭痛等。然而，血液循環惡化時，不只會出現這些症狀，還會造成胃腸、腎臟、肝臟、心臟等臟器機能降低，以及腦血管機能障礙、免疫力減退、關節痛等各種疾病。疾病發症所需時間，因人而異，各有不同。

年輕女性沒有經痛、無月經等月經不順症狀是理所當然的。20～30歲時，除了懷孕之外，出現無月經則是異常現象。沒有其他症狀而置之不理時，可能成爲子宮肌瘤、子宮內膜症或嚴重的更年期障礙的原因。

此外，習慣性頭痛可能是腦血栓或蜘蛛網膜下出血等的前兆症狀。

不要輕易採取對症療法，應該根本解決原因

頭痛或肩膀酸痛等瘀血所引起的初期症狀，可能是常見的現象。

復原力強的年輕人，即使出現頭痛或經痛的症狀，只要服用止痛藥就會

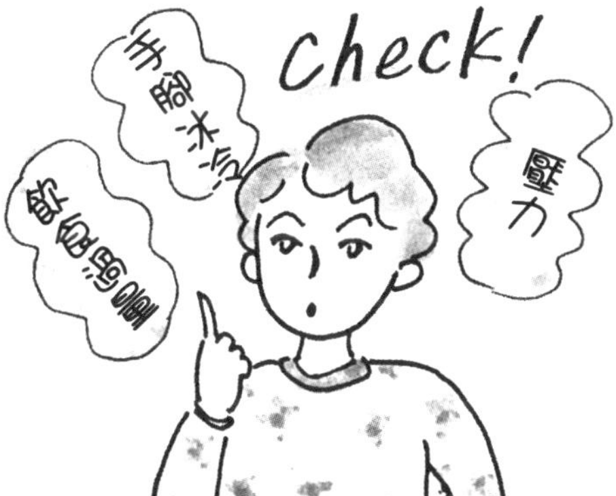

重新評估是否有冷卻身體的生活習慣。

藥物也可能會造成身體冰冷

像治療頭痛、肩膀酸痛、經痛等的鎮痛藥，也具有冷卻身體的作用。如果不得已要使用時，也要一併攝取能溫熱身體的食品。

立刻痊癒，但若是養成飲食過量等疾病原因的習慣，則隨著年齡的增長，就很難改善。

因此，年輕時不要輕易依賴藥物。

藉著適度運動、泡澡或改善飲食內容，就可以防止手腳冰冷。平常身體容易冰冷的人，要減少攝取使身體冷卻的食物。

蔬菜中，像茄子、小黃瓜或番茄等夏季蔬菜，具有強力冷卻身體的作用。在隆冬時節，最好避免攝取夏季蔬菜的生菜沙拉等。

自覺到壓力時就是症狀的開始

能夠自覺到的壓力可以避免，盡量發洩壓力。

不過，有時即使受到打擊，本人也感受不到壓力的存在。

尤其是責任感較強的人，容易在無意識當中給自己壓力，凡事要求完美，反而沒有察覺到這是一種壓力，而且失敗時容易自責。

此外，對將來感到不安或逃避現實等，都會變成壓力。

「總覺得提不起勁」、「心情憂鬱」，這些現象的背後都隱藏著壓力。任何一點小事都可能成爲壓力，能夠解決的事情就不要拖延。對於無法挽回的事情，應該放開心胸看待。煩惱無法解決時，不妨先活動身體，讓自己輕鬆一下。

環境變化也會造成壓力

搬家或是調職、人事異動等的環境變化，也會成為壓力的原因。

即使自己覺得很愉快，但是在與以往截然不同的環境中展開新生活，有時也會對身體狀況造成影響。

●冷卻身體的食物與溫熱身體的食物

具有冷卻作用的食品	具有溫熱作用的食品
牛乳 豆漿 醋 植物油 白砂糖 美乃滋 胡椒 咖哩 含有維他命 C 的食品（柑橘類、草莓類、黃綠色蔬菜、甘藷等） 豆腐 茄子 番茄 豆芽菜 葉菜類（荷蘭芹、菠菜等） 熱帶、溫帶的南方蔬果（香蕉、鳳梨、芒果、柿子、小黃瓜、檸檬、西瓜等） 點心類 清涼飲料 啤酒 威士忌 咖啡	天然鹽 醃鹹梅 醃黃蘿蔔 鹹魚肉 狹鱈辣魚子 味噌 醬油 乳酪 蛋 海鮮類 含有維他命 E 的食品（植物油、堅果類等） 根菜類（牛蒡、胡蘿蔔、蓮藕、山藥等） 葱 洋葱 韭菜 大蒜 薑 辣椒 日本酒 水酒

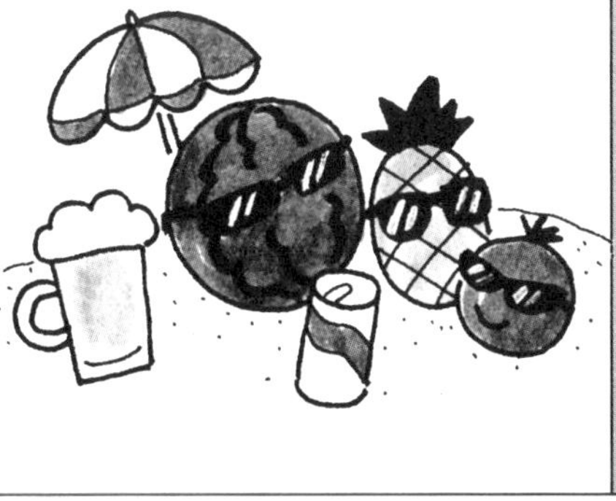

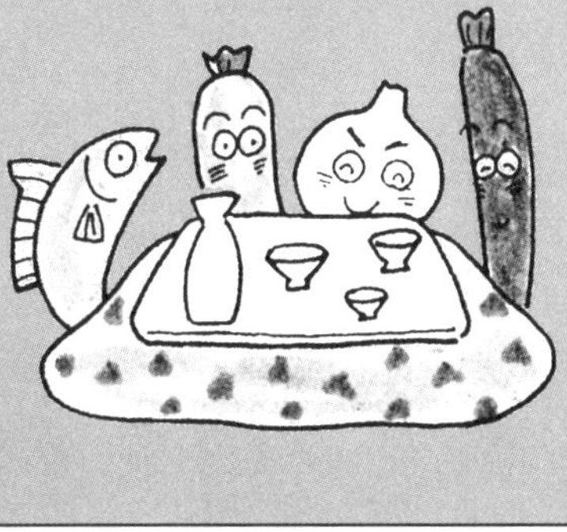

消除瘀血的9種方法

1 薑＊溫熱身體，減少膽固醇

香氣和辣味成分有效能夠擴張血管，促進血液循環，溫暖身體

藥效成分濃縮在獨特辣味和香味中的薑，是中國自古以來用以溫熱身體的生藥，能夠治療手腳冰冷症或感冒等。

香氣成分薑辣素及辣味成分薑油酮，具有擴張末梢毛細血管的作用，促使瘀滯的血液順暢流通，溫熱身體。

攝取薑之後，效果約能持續3～4小時。

此外，能夠促進發汗作用，使新陳代謝旺盛，同時發揮降血壓及減少膽固醇的作用。

根據近年來的報告顯示，辣味成分具有抗癌效果。目前還無法完全了解其構造，但推測可以預防基因受到自由基的損傷。

另外，薑醇能夠使得胃液旺盛分泌，幫助消化。一小段薑就能發揮極大的功效。

1天適量爲10 g，攝取過多容易引起頭昏腦脹

即使有益健康，但是攝取過量還是會造成反效果。

薑能促進血液循環，發汗作用強大，攝取過多，容易打噴嚏，出現類似感冒的過敏症狀，有時會引起頭昏腦脹或身體發燙等現象。

少量攝取就能發揮很好的效果。每天適當的攝取量爲10 g（拇指般大爲15 g）。

老薑的藥效最強

薑大致可以分爲嫩薑、葉薑和老薑3種。

嫩薑的當令季節是6～9月。老薑則當成嫩薑的種來使用，全年都有。

如果是要緩和瘀血症狀，則可以利用藥效成分最高的老薑。最好選擇具有光澤而較硬的老薑。

不要放在冰箱裡，而要用報紙包住，擱置在陰涼處保存。若是要長期保存，則放入塑膠袋內，置於冰箱冷凍。這樣可以保存1個月。使用時，直接將冷凍的薑擦碎即可。

薑是料理的配角
可以當成佐料或配菜、飲料的香料來使用

除臭・殺菌效果極高的薑，是攝取肉或魚等生魚片，以及煮菜料理不可或缺的物質。

香氣不耐熱，長時間加熱容易飛散。

若要保存香氣，則在烹調最後再加入。

薑的香氣適合搭配淡味料理，可以當成豆腐料理或烏龍麵等的佐料。與薑同樣具有溫熱身體作用的紫蘇、蔥，和薑一併使用更有效。

尤其是身體容易冰冷的人或感冒初期，最好多喝薑茶。

薑茶是在奶茶中加入薑的香氣。另外，沒有紅茶的薑湯，也具有非常好的溫熱效果。

●薑茶

在放有茶葉的壺中放入 2 ～ 3 片薄薑，或是在奶茶中滴入 2 ～ 3 滴薑汁。

●薑湯

將 1 ／ 2 小匙的生薑擠汁和適量的砂糖一起倒入水杯中，再注入滾水。加上少許太白粉等澱粉，口感會更好。

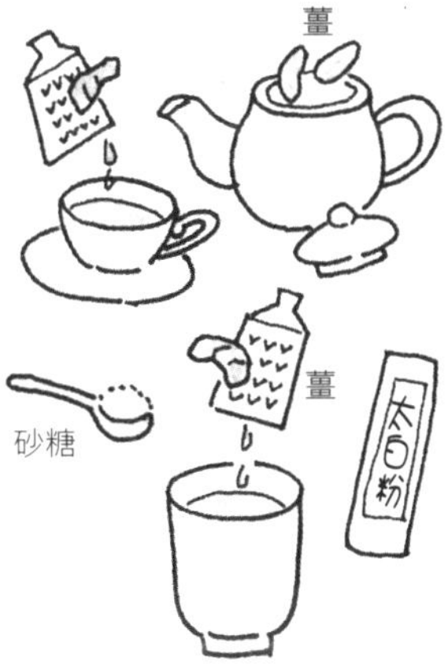

2 胡蘿蔔＊促進血液循環，溫熱身體

生吃或煮來吃都能溫熱身體 每天吃，能夠攝取到足夠的β-胡蘿蔔素

深色蔬菜的代表胡蘿蔔，具有β-胡蘿蔔素的藥效。對於眼睛疾病、肌膚乾燥、肝臟或心臟・胃腸的機能降低、肩・腰・膝痛・經痛、自律神經失調症等各種症狀，都具有緩和的作用。

胡蘿蔔中所含的β-胡蘿蔔素，1天的必要量爲2分之1根。當然也可以從其他蔬菜中攝取，但是胡蘿蔔可以當成溫熱身體的蔬菜。除了β-胡蘿蔔素之外，還含有豐富的鈣、鉀等。

胡蘿蔔全年都有，當令季節是冬天。該時期的胡蘿蔔營養價值最高，甜味最濃。營養集中在皮下，最好連皮一起使用。削皮時，只要削除一層薄皮即可。

β-胡蘿蔔素和具有油分的食品一併調理，更能有效的被人體吸收。

最好每天早上榨汁飲用。1～2根胡蘿蔔，連皮一起榨汁，同時滴入2～3滴橄欖油。胡蘿蔔中含有破壞維他命C的酵素，所以飲用前再做。加入蘋果和蜂蜜，味道更可口。

●胡蘿蔔主要的營養成分（100g 中）

形狀／成分	帶皮的新鮮胡蘿蔔	去皮煮過的胡蘿蔔
熱量	37kcal	39kcal
胡蘿蔔素	9100μg	8600μg
鉀	280mg	240mg
鈣	28mg	30mg
食物纖維	2.7g	3.0g

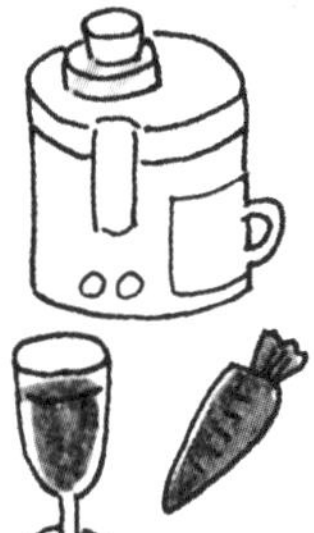

養成每天早上喝胡蘿蔔汁的習慣，能使臉色紅潤，充滿光澤。

3

葛＊促進血液循環，安定自律神經

藉著異黃酮的作用緩和肩膀酸痛、頭痛、焦躁等非特異性主訴的症狀

提到葛，很多人會立刻聯想到夏季日式點心。葛是含有各種藥效的豆科野草。

中藥中的感冒藥葛根湯，就是煎煮葛根的萃取物。另外，還使用生薑或大棗等各種生藥，具有強力的發汗、解熱作用，能夠排出身體多餘的水分，達到退燒的效果。

市售的葛粉是葛根湯的成分之一。藉著葛特殊的發汗作用，能夠溫熱身體。

此外，葛中所含的異黃酮，能夠刺激自律神經的副交感神經，促進血液循環。對於肩膀或後脖頸的疼痛、腰痛、手腳冰冷症等都有效，而且可以穩定焦躁的情緒，具有降血壓的效果。另外，還能有效的改善腹瀉及便祕。

罹患手腳冰冷症或氣喘發作的人，可以在磨碎的蓮藕中加入葛粉。

經常飲用蓮藕葛湯，有益身體健康。

與葛粉類似的澱粉，包括太白粉和馬鈴薯粉等。

●蓮藕葛湯的作法

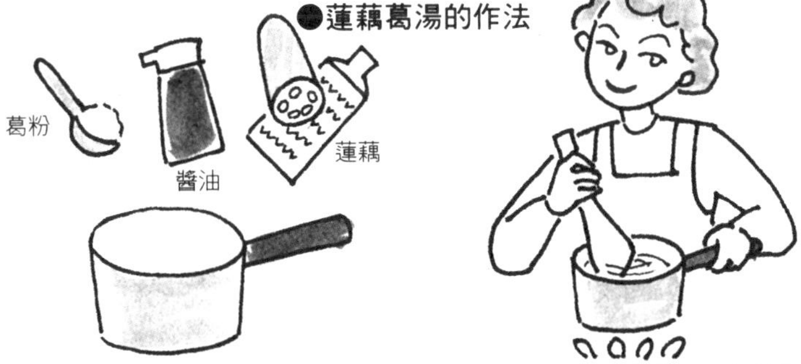

①將 1 小匙葛粉、 1～2 小匙的醬油以及 1 小匙磨碎的連皮蓮藕，一起放入裝有 150ml 滾水的小鍋中。

②開火一邊攪拌，一邊煮到透明爲止。

4

紅花＊使血液循環旺盛，排出老舊的血液

不僅能夠防止血栓，還具有使血管柔軟的效果
可以利用紅花油或花草茶

初夏時節，紅花會開鮮橘色的花，可以當成染料或中藥的原料。

改善血液循環、排出老舊血液的作用極強，自古以來，就用來治療月經不順、經痛、更年期障礙等婦女疾病。

將種子榨油加以利用的紅花油，含有能夠抑制膽固醇的亞油酸，可以有效預防血栓所引起的腦梗塞，具有保持血管彈性的作用。

中醫生藥的紅花是將花瓣乾燥而製成的，一般的中藥店都有販賣。

做成花草茶或加入生菜沙拉和涼拌菜中，非常美味可口。

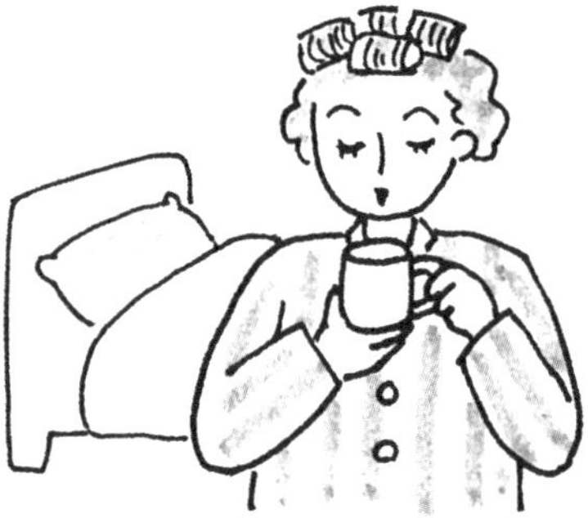

具有放鬆效果的紅花花草茶，能夠促進安眠，請在就寢前飲用。

懷孕時或容易出血的人避免使用

紅花可以用來治療婦女病，具有強力的促進血液循環作用。

平常經血量過多的人，不可以只喝紅花做成的花草茶或酒等。

另外，由於對子宮的刺激極強，所以孕婦避免使用。

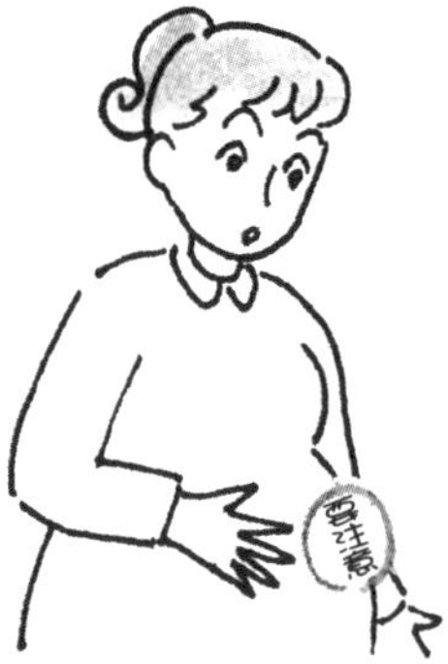

紅花具有使子宮收縮的作用。

5

杏＊消除手脚冰冷症

溫熱身體的成分存在於果肉中，杏乾和杏酒很有效

西元前３０００年就已經開始栽培的杏，原產地在中國，是對手腳冰冷症非常有效的生藥。果肉中含有溫熱身體的成分。

●杏的主要營養成分（100g 中）

成分＼形狀	生	乾燥
熱量	36kcal	288kcal
胡蘿蔔素	1500μg	5000μg
維他命 E	1.7mg	1.4mg
鉀	200mg	1300mg
食物纖維	1.6g	9.8g

在中國，醫生稱爲杏林，表示杏的藥效很高。在日本，在被當成食用物質之前，已經應用於眼睛、耳朵及感冒的預防藥上。

營養價值極高，尤其胡蘿蔔素含量居於水果之冠。具有降血壓的鉀及預防動脈硬化的兒茶素。

杏可以生吃，也可以製成杏乾、泡在糖漿裡做成果醬或製成杏酒等。生吃時酸味太強，最好做成杏乾。不過，杏乾與生的杏相比，果糖多，熱量高，所以不要攝取過多。

罹患手腳冰冷症而容易疲勞的人，可以喝杏酒。每天喝１小酒杯，能夠溫熱身體，改善嚴重的冰冷症，具有滋養強壯的效果。

●杏酒的作法

①

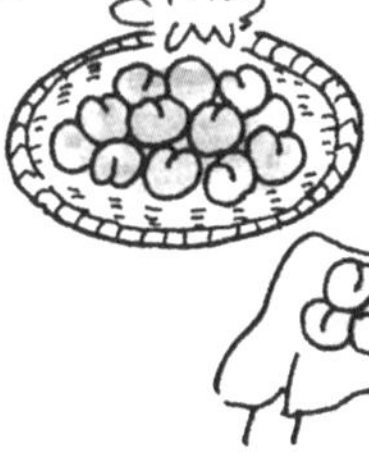

②

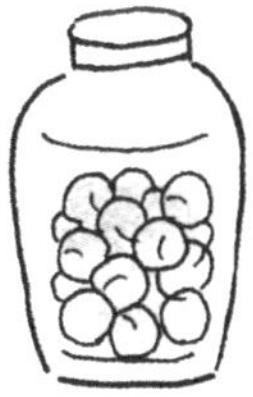

①熟杏 1 kg 洗淨，去除水分。
②將 200 g 的冰糖與杏一起放入廣口瓶中，倒入 1.8 公升的燒酒。 6 個月之後取出杏，即可飲用。

6 肉桂＊改善血液循環不良，去除冰冷

改善手腳或腰的冰冷及經痛等，具有放鬆效果

原產於斯里蘭卡及印度南部的肉桂，在中國稱爲肉桂或桂皮，是具有溫熱身體作用的生藥。

由桂皮兩個字就可以知道，是剝下的肉桂樹皮。在日本享保年間，由中國傳入，沾糖漿吃。

肉桂的藥效在於其揮發成分肉桂醛，對於手腳、腰、下腹部的冰冷有效。能夠促使胃功能旺盛，具有殺菌作用。

中醫則在對婦女病有效的各種處方藥中混合肉桂來使用。

具有促進子宮充血作用，懷孕的人避免大量使用，只能舔肉桂糖。

在日常生活中，可以將肉桂粉或肉桂棒加入菜餚或飲料中。

能夠增加甜味，烤餅乾或蘋果派時，都是不可或缺的香料。

此外，可以當成漢堡、紅燒肉的提味香料及咖哩料理的材料。紅茶中添加了肉桂香氣的肉桂茶，有助於轉換心情。

●肉桂的利用法

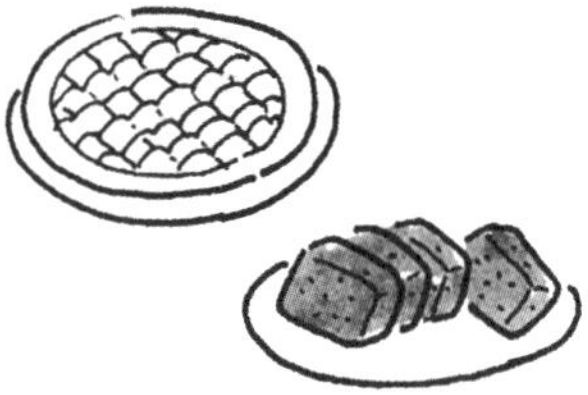

當成點心的甘味香料，
能夠添加香氣及美味度。

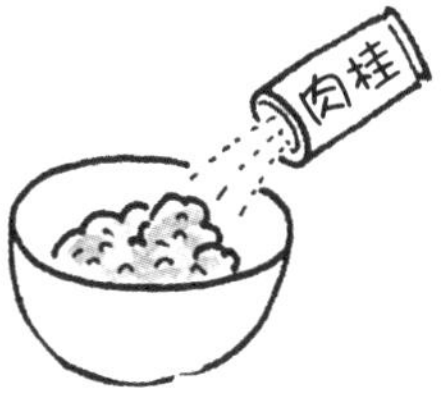

可當成肉類料理的提味材料。

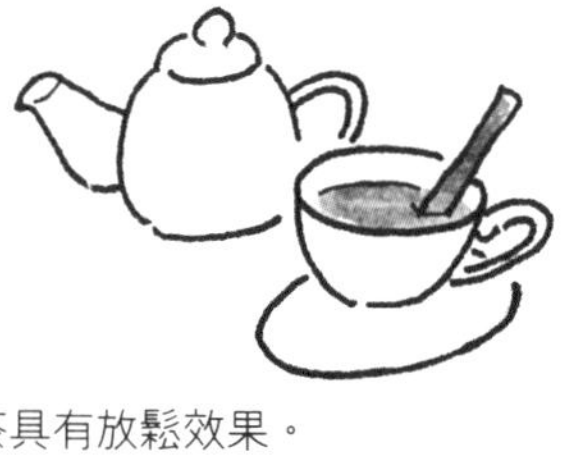

肉桂茶具有放鬆效果。

7 醃鹹梅＊使汙濁血液變得清澈

將呈酸性的血液改善爲鹼性，促進血液循環

醃鹹梅具有多種藥效，自古以來就備受重視。

生的青梅幾乎不含有效成分，製成醃鹹梅之後，對身體會產生各種的好作用。

●醃鹹梅主要的營養成分（100g 中）

熱量	33kcal
鉀	440mg
鈣	65mg
鎂	34mg
食物纖維	3.6g

當動物性蛋白質、脂肪或糖分等攝取過多時，血液汙濁，呈現酸性。這時，只要吃一個鹼性食品醃鹹梅，就會促使黏稠的血液變成清澈的血液。用未精製的食鹽醃漬的醃鹹梅，不僅能夠溫熱身體，而且其酸味的根源枸櫞酸可以促進血液循環，是非常適合用來治療瘀血症狀的食品。

此外，可以當成消除疲勞、預防食物中毒、暈車等的特效藥。

醃鹹梅、薑、醬油和粗茶做成的梅醬粗茶，能夠有效的治療手腳冰冷症。對頭痛也有效，可以當成止痛藥。不過，材料要選擇只用鹽醃漬的傳統製法所做成的醃鹹梅。

●梅醬粗茶的作法

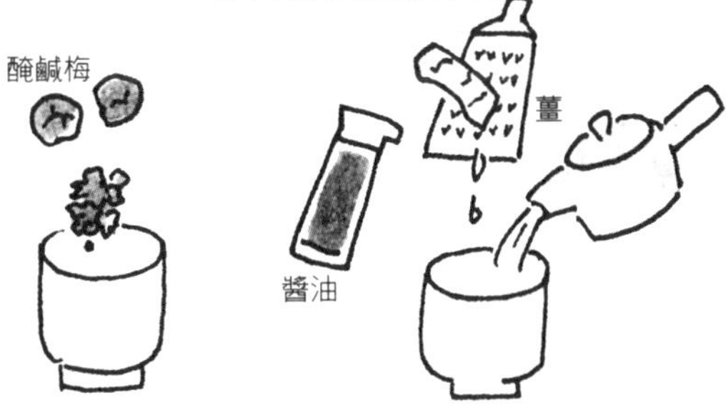

①中型的醃鹹梅去籽、搗碎，放入水杯中。

②加入 1 小匙醬油、2～3 滴薑汁，注入熱的粗茶，充分混合即可。

8 改善血液循環的穴道・瑜伽*溫熱足腰

對血液循環不良和手腳冰冷症有效的特效穴及瑜伽姿勢

促進血液循環，就能消除身體的冰冷。

手腳冰冷或腰痛、腰重時，進行在此介紹的穴道療法，效果極佳。

此外，瑜伽的姿勢能夠消除骨盆內的瘀血，對於月經不順或卵巢的機能減退等都有效，最好每天耐心的進行。

●改善手腳冰冷症的特效穴

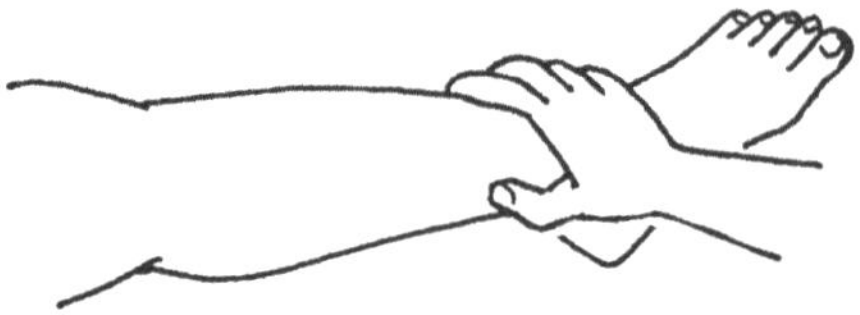

三陰交

距離足內踝 3 指寬上方的足脛邊緣。用拇指指腹仔細按壓。

●促進腳部血液循環的特效穴

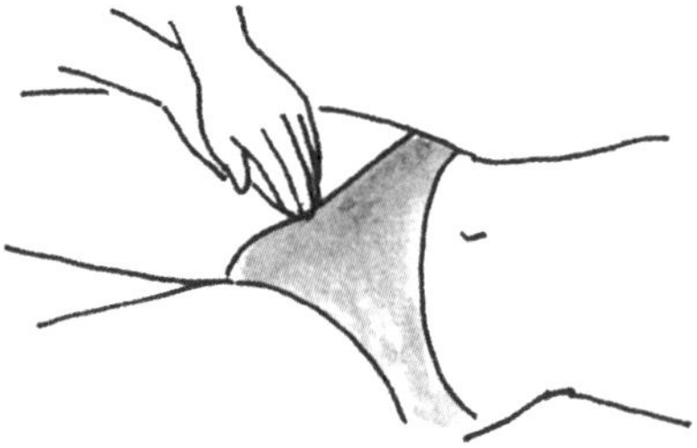

氣衝

大腿根部，恥骨側面。雙手手指交疊，持續按壓幾秒後放開。反覆進行幾次。

●促進腰部血液循環的特效穴

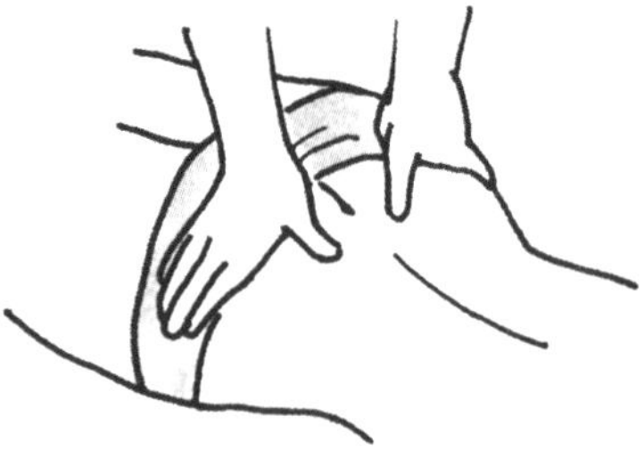

次髎

在髎骨上方第 2 個凹陷處。

用雙手拇指慢慢揉捏。次髎的上方及下方都有促進腰部血液循環的穴道，也可以同樣的進行指壓。

●促進骨盆內血液循環的瑜伽姿勢

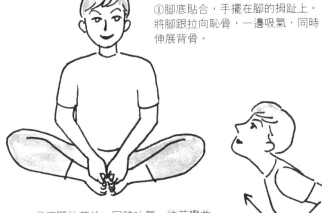

①腳底貼合，手擺在腳的拇趾上。將腳跟拉向恥骨，一邊吸氣，同時伸展背骨。

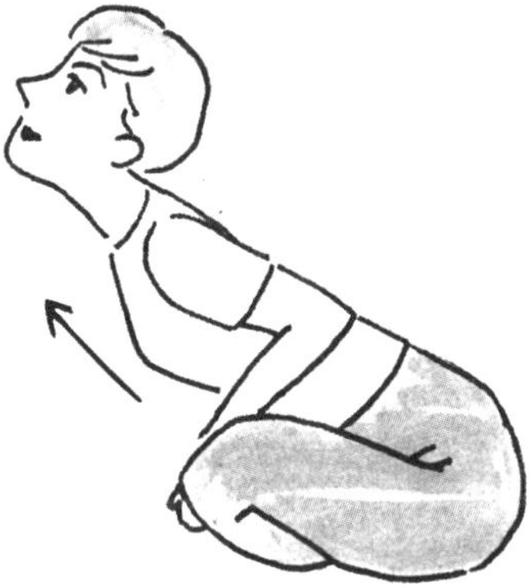

②下顎往前伸，同時吐氣，往前彎曲。手肘貼地，額頭也跟著貼地。進行自然的呼吸，保持同樣姿勢 10～20 秒。

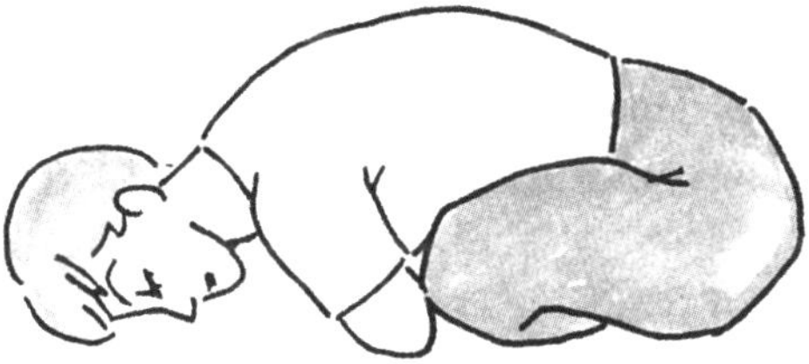

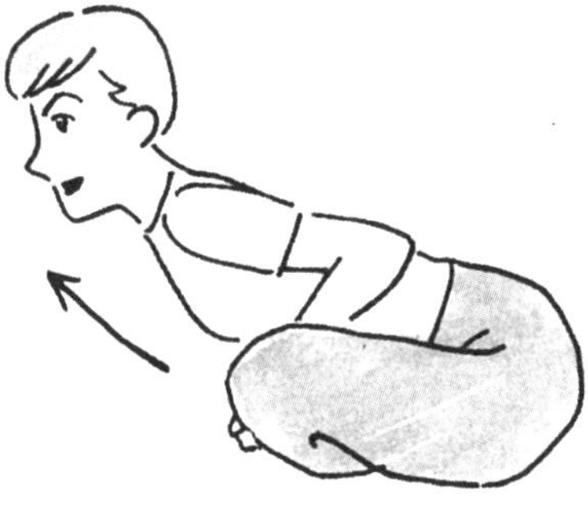

③下顎往前伸，一邊吐氣一邊回到①的姿勢。①～③總共做兩次。

9 半身浴、足浴＊溫熱身體

治療經痛、肩膀酸痛或手腳冰冷症的有效泡澡法

短時間浸泡在熱水中，只能短暫溫熱身體，很快就會冷卻了。花較長時間泡溫水澡的半身浴，能夠使體內溫暖，促進血液循環。

生理期或身體狀況欠佳時，腳泡在水中，進行足浴，能夠得到與半身浴同樣的效果。

●半身浴

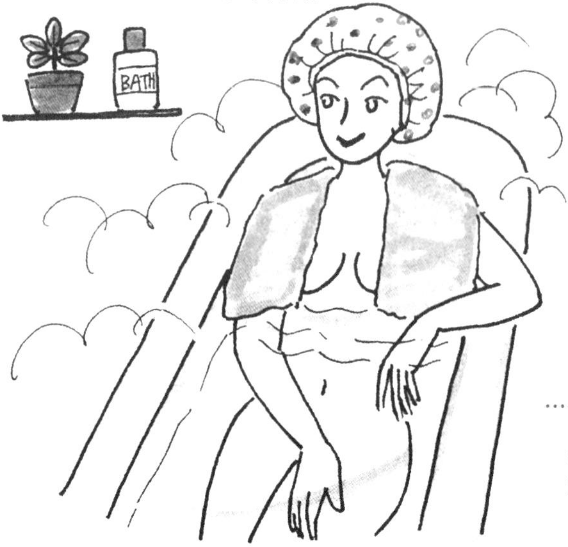

在 38～40 度的溫水中浸泡 20～30 分鐘。若肩膀覺得冷，則可以蓋大浴巾。每天持續進行更有效。

●足浴

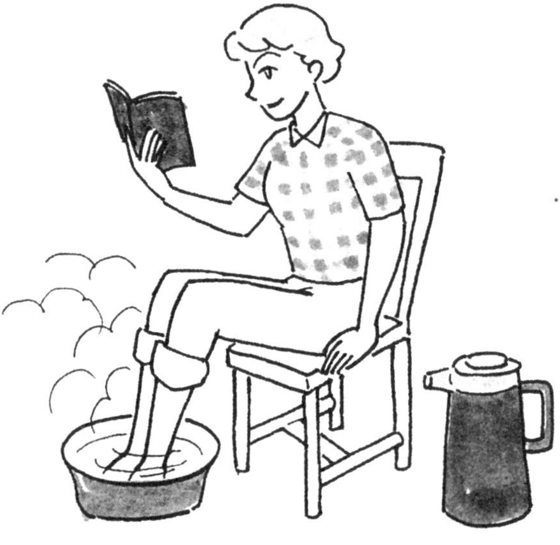

腳浸泡在 38～40 度的溫水中，大約 30 分鐘。感覺水變冷時，就要趕緊添加熱水。上半身不要穿太多的衣服。

利用身邊的蔬菜或水果享受藥浴 再加上半身浴，更能溫熱身體

經由皮膚將植物的藥效成分吸收到體內的治療法，即大家熟悉的藥浴。能夠使新陳代謝旺盛，改善血液循環。

將具有溫熱成分的植物的葉、果實和皮等的煎煮液放入溫熱水中，植物的新鮮香氣也是一種藥效，可以直接浸泡。重點在於和半身浴同樣的，要花較長的時間泡在溫熱水中。

有些身邊的蔬菜、水果具有溫熱作用，不妨選擇自己感覺舒適的蔬果來使用。悠閒的進行藥浴，能夠產生消除壓力的效果。

● **柚子浴**

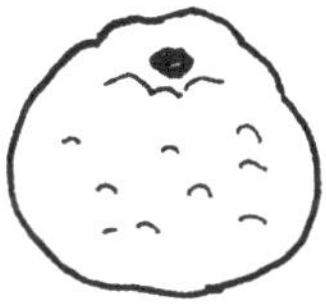

果皮中所含的芳香成分具有溫熱效果。
切片後丟入洗澡水中泡澡，或是裝入棉布袋中，就不會弄髒浴缸。
除了柚子之外，也可以使用柑橘或檸檬。

● **艾草浴**

香氣清淡的精油成分具有溫熱效果。
將 2 把乾燥葉塞進棉布袋中，放置在浴缸內。加水時放入，更能溶出藥效成分。

● **蘿蔔葉浴**

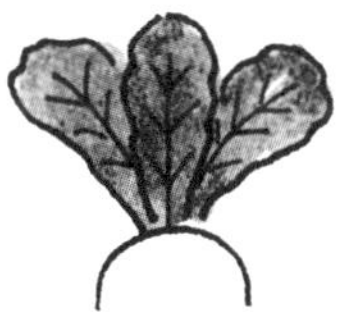

使用含有溫熱成分乾燥的蘿蔔葉。
葉子上殘留水分會散發獨特的香氣，可以放在陰涼處陰乾，盡量使用沒有水分的乾燥葉。
將 2 把乾燥葉塞進棉布袋中，在加水時放入一起浸泡。

● **薑浴**

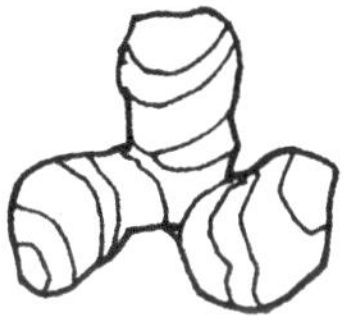

將 2 ～ 3 個薑切片，煎煮後的液體放入溫熱水中。
乾燥的薑葉也具有溫熱效果。抓 2 把放入棉布袋中，加水時就放在浴缸裡一起浸泡。

國家圖書館出版品預行編目資料

排毒、清血、抗氧化的 85 個方法 / 阿部博幸監
修；李久霖譯．　初版．-- 臺北縣新店市
：世茂，2002 [民 91]
面；　公分

ISBN 957-776-419-3 (平裝)

1. 食物治療　2. 健康法

418.91　　　　91018398

排毒、清血、抗氧化的85個方法

監修／阿部博幸
譯者／李久霖
主編／羅煥耿
責任編輯／翟瑾荃
編輯／陳弘毅、李欣芳
美術編輯／錢亞杰、鄧吟風
出版者／世茂出版有限公司
發行人／簡玉芬
地址／台北縣新店市民生路十九號五樓
電話／（〇二）二二一八三二七七
傳真／（〇二）二二一八三二三九（訂書專線）
／（〇二）二二一八七五三九
劃撥／一九九一一八四一
單次郵購總金額未滿五〇〇元（含），請加50元掛號費
登記證／局版臺省業字第五六四號
電腦排版／辰皓國際出版製作有限公司
印刷／長紅彩色印刷公司
初版一刷／二〇〇二年十一月
十一刷／二〇一〇年十月
定價／一八〇元

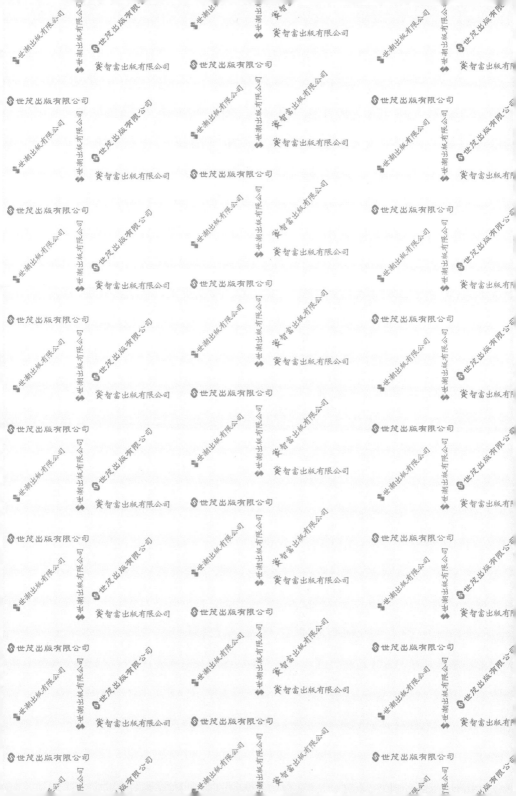